中医药文化进校园项目成果
根据《义务教育劳动课程标准（2022 年版）》编写

初中劳动学习手册

总主编　雷明贵

本草世界

（七年级）

主编　马征光　马建彬

中国科学技术出版社
·北　京·

图书在版编目（CIP）数据

本草世界 / 马征光，马建彬主编. -- 北京：中国科学技术出版社，2024.9. --ISBN 978-7-5236-0973-6

Ⅰ. R281-49

中国国家版本馆 CIP 数据核字第 2024XX4919 号

策划编辑　韩　翔　于　雷
责任编辑　韩　翔
文字编辑　靳　羽
装帧设计　华图文轩
责任印制　徐　飞

出　　版　中国科学技术出版社
发　　行　中国科学技术出版社有限公司
地　　址　北京市海淀区中关村南大街 16 号
邮　　编　100081
发行电话　010-62173865
传　　真　010-62179148
网　　址　http：//www.cspbooks.com.cn

开　　本　787mm×1092mm　1/16
字　　数　182 千字
印　　张　10
版　　次　2024 年 9 月第 1 版
印　　次　2024 年 9 月第 1 次印刷
印　　刷　北京盛通印刷股份有限公司
书　　号　ISBN 978-7-5236-0973-6 / R・3329
定　　价　45.00 元

《手册》专家顾问委员会

主任委员　徐长发　雷顺群

委　　员　万作芳　冯新瑞　张英涛　邱本春　王晓燕
　　　　　张良才　薄存旭　王秀玲　谢华东　曲雪梅

《手册》编写委员会

总 主 编　雷明贵

副总主编　李剑波　黄金刚　王　飞

编　　委　（以姓氏笔画为序）
　　　　　于国华　王　娟　王海军　曲保村　刘强之
　　　　　张再河　张英姿　张相峰　陈翠翠　岳晓旭
　　　　　周　萍　郑新发　高金玉

《本草世界》编著者名单

主　编　马征光　马建彬

副主编　刘宗国　徐　涛

编　者　（以姓氏笔画为序）
　　　　王　晓　刘　畅　汲广乾　杜　军　李洪印
　　　　张　霞　岳利娜　赵方旭　高　翔　高洪宇

编写说明

习近平总书记指出："要在学生中弘扬劳动精神，教育引导学生崇尚劳动、尊重劳动，懂得劳动最光荣、劳动最崇高、劳动最伟大、劳动最美丽的道理，长大后能够辛勤劳动、诚实劳动、创造性劳动。"2020年中共中央、国务院印发的《关于全面加强新时代大中小学劳动教育的意见》明确要求把劳动教育纳入人才培养全过程，要贯通大、中、小学各学段，贯穿家庭、学校、社会各方面。《义务教育劳动课程标准（2022年版）》（以下简称"劳动新课标"）指出："课程内容选择应坚持因地制宜，宜工则工，宜农则农"，这为劳动教育课程开发和实施提供了广阔的天地。

2019年中共中央、国务院印发《关于促进中医药传承创新发展的意见》，明确提出"把中医药文化贯穿国民教育始终，中小学进一步丰富中医药文化教育"。

为充分深入挖掘区域劳动资源、传承中医药文化。国内基础教育专家、中医药专家、传统文化专家在多年研究的基础上，紧密结合劳动新课标要求，努力挖掘中医药文化特色，指导一线骨干教学人员编写了这套《初中劳动学习手册》（以下简称"《手册》"）。《手册》以"本草相伴，点亮人生"为课程理念，以"传承优秀传统文化，赋能学生终生发展"为课程目标，以中医药文化知识为主线，以四季时令为课程架构顺序，以劳动新课标的日常生活劳动、生产劳动和服务性劳动三类劳动及其十大任务群为核心内容。为充分利用家庭和社会资源，指导学校拓展劳动教育的实施途径，《手册》还编排了"劳动周"等相关内容，科学架构劳动教育内容体系，创造性转化落实劳动新课标要求，推进学习方式和教学方式转型，实现劳动教育课程与德育、智育、体育和美育课程相辅相成、相得益彰的育人增值效应。

《手册》含《本草世界》《本草生活》《本草人生》三册，可供九年义务教育初中学段使用。《本草世界》包括“初遇本草”“种植本草”“田耕问药”“精采细制”“和合成药”五个单元，以及“举办中医药文化节”劳动周。《本草生活》包括“养生之道”“春生万物”“夏长百草”“秋收五谷”“冬藏二气”五个单元，以及“中医药技术方法展览会”劳动周。《本草人生》包括“文化之脉”“本草探秘”“ 本草生香”“经典寻药”“成就健康”五个单元,以及“我想学中医”劳动周。每个单元又含 2～5 个项目，每个项目包括劳动情境、劳动准备、劳动过程、交流与反思、劳动评价和劳动拓展六个部分。三册各有侧重，彼此相连，相互支撑，根据学生的年龄特点和发展实际，分年级设置，将学生的成长与知识的积累密切结合起来。

在选材上,《手册》精选中医药文化经典案例，尽量涵盖中小学教育中所涉及的中医药文化知识；在形式上,《手册》力图深入浅出，注重科学性、可读性、趣味性相结合；课程设计上,《手册》做好知识性、趣味性、实践性相统一，符合初中学生的特点和要求。同时,《手册》在劳动过程环节，要求学生规范、严谨、细致地操作，以培养学生的规范意识和质量意识。

《手册》旨在培养学生良好的劳动意识、劳动习惯、劳动能力、劳动品质、劳动精神的同时，领略中医药文化的魅力，体悟中医药文化的精髓。《手册》注重理论与实践相结合，坚持以实践体验为主，切实保证学生经历和体验完整的劳动过程。科学设置多种形式的劳动实践课程,通过多种生动有趣的方式,引导学生主动参与、亲身实践和深度探究,注重手脑并用、知行合一、学创融通,“学中做,做中学”。加强知识学习与学生经验、现实生活、社会实践之间的联系,注重真实情境的创设，增强学生认识真实世界、解决实际问题的能力。

习近平总书记指出：“中医药学是我国各族人民在长期生产生活和同疾病做斗争中逐步形成并不断丰富发展的医学科学，是我国具有独特理论和技术方法的体系”，“凝聚着深邃的哲学智慧和中华民族几千年的健康养生理念及其实践经验”，强调“中医药学是中国古代科学的瑰宝，也是打开中华文明宝库的钥匙”。希望学生在成长中不断汲取中医药文化的营养，做“有根”的中国娃，做健康的中国人，实现“承中华底蕴，育时代英才”的教育追求。

《手册》编写委员会

目　录

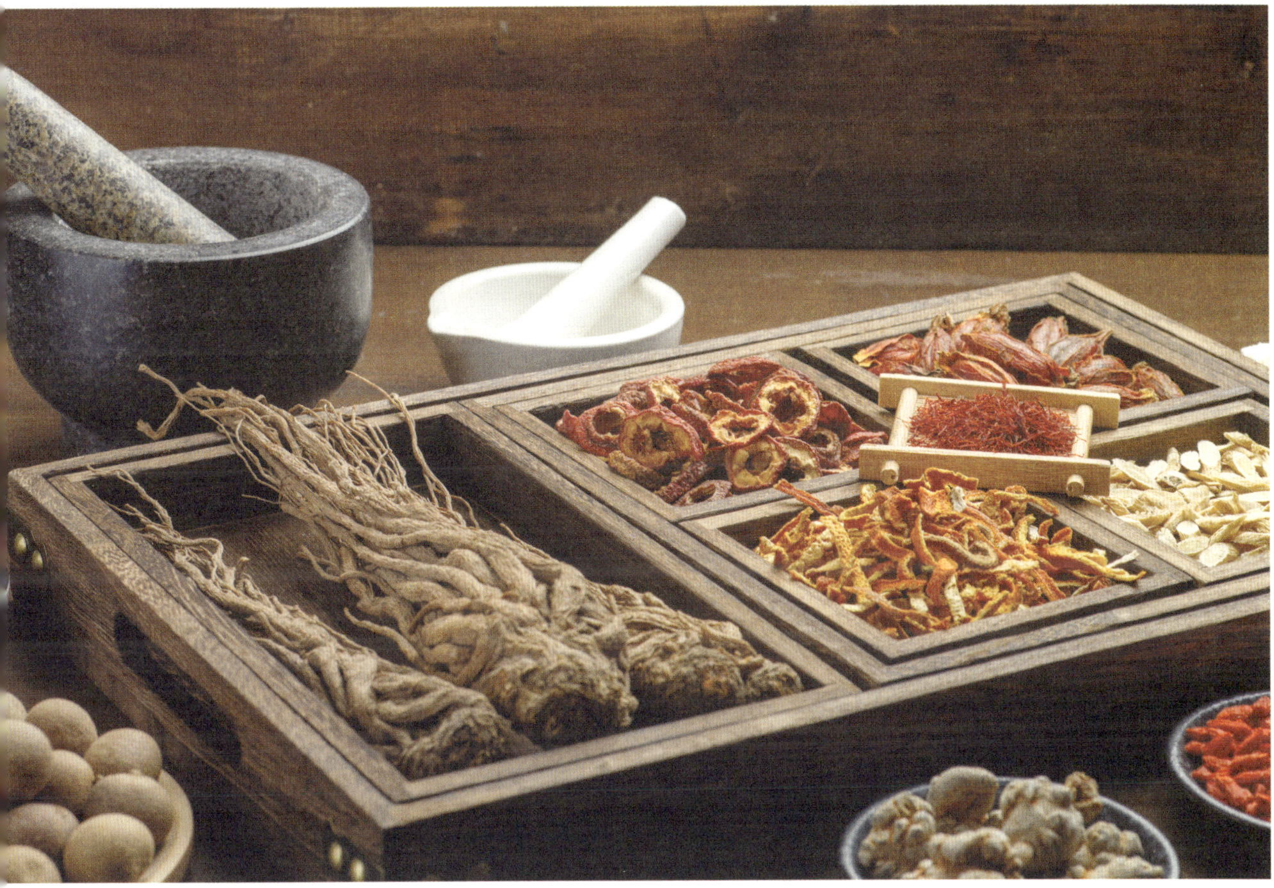

第 1 单元　初遇本草

“本草”一词，源自中国古代医药典籍，是对中草药的统称。中草药作为大自然的馈赠，每一植株都蕴含着生命的活力和古人的智慧。深入学习和理解中医药文化，有助于更好地关爱和认识自身健康，领略古代贤者的深邃智慧和卓越才情。

本单元将通过多种途径和多元化的方式认识和理解本草。首先，我们将在本草集中的温室内认识各类草药的名称、形状、功效等基础知识。然后，我们将走出温室，投身大自然的怀抱，在田野路边亲身感受花草树木的独特的药用价值。最后，我们将在中医药馆内辨识中药，深入体验中医药文化的独特魅力。

通过本单元的系统学习与实践操作，我们可初步掌握认识本草的方法，为后续深入了解中医药文化打下坚实的基础。同时，我们将深刻感受中医药文化的博大精深和传统文化的独特魅力。

项目一▶温室识本草

一、劳动情境

中草药被誉为中华民族的瑰宝，承载着中华民族几千年的医疗智慧，也见证了无数病人的康复奇迹。本草种类的记载在中医药发展过程中不断积累，《神农本草经》收录了365种药物，《本草纲目》收录了1892种药物，现代出版的《中华本草》则收载了近万种药物，充分体现了我国本草种类之丰富。常见的本草有哪些？如何学会辨认呢？

现在许多地方都有专门的中草药种植基地，有些种植基地里还建有温室大棚。在温室，中草药可以不受季节和气候的影响，可以观察的本草种类更多。今天就让我们一同走进中草药温室大棚，开启认识本草之旅。

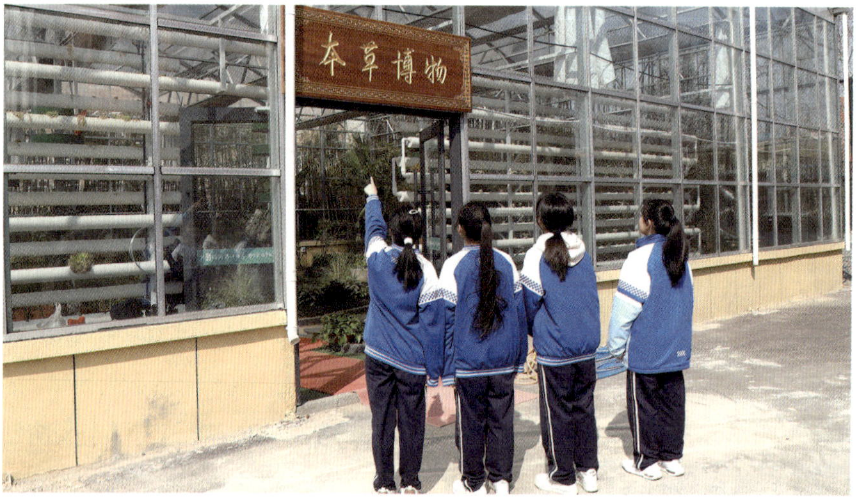

图1　中草药种植温室

二、劳动准备

1. 活动物品　准备查阅相关资料的设备，如书籍、手机等，并准备活动记录单，方便填写观察记录。

2. 场地　校园内或中草药基地温室大棚。

三、劳动过程

任务一　温室识本草

在温室大棚中，植物的生长环境可以更加精细地控制。例如，控制温度、湿度、光照等因素，有利于中草药在不同季节健康生长。

1. 参观温室时，认真听专业教师的讲解，仔细观察，做好笔记。

2. 学习辨别常见本草植物 10～20 种，初步了解其形态与药性，填写下表。

中草药名称	金银花			……
形态特点	小枝细长，中空，藤为褐色至赤褐色。卵形叶子对生，夏季开花，苞片叶状，唇形花有淡香，枝叶均密生柔毛和腺毛。花色初为白色，渐变为黄色，黄白相映，球形浆果，熟时黑色			……
药性及功能	甘、寒。归肺、心、胃经。清热解毒，疏散风热			……
图片	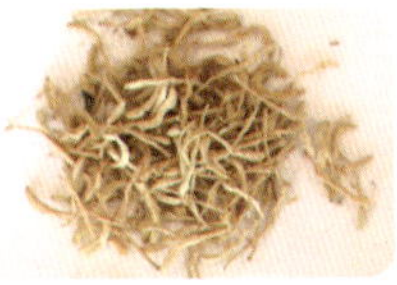 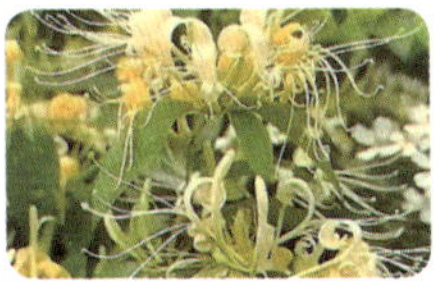			……

3. 同学间互相进行竞答练习，根据照片辨认本草植物，看看谁认识的多。

任务二　本草归类

在初步了解中草药的形态与药性后，要进行的是中草药的分类汇总。这不仅能帮助我们更深入地理解中草药的特性，还能提升我们的观察力和分类能力。

我们可以从中草药的药用部位进行分类，如根类、叶类、花类等，在分类过程中，需仔细观察温室中每种中草药的形态特点，如颜色、形状、气味等，以便准确地进行分类。请根据下表中的鉴别要点填写温室中代表性的中草药植物名称。

种　类	鉴别要点	代表药名
根及根茎类	根类中药无节和节间，一般无芽和叶。双子叶植物根一般为直根系，单子叶植物根一般为须根系；根茎类中药包括根状茎、块茎、球茎及鳞茎等	
叶类	观察大量叶子所显示的颜色和状态：完整或是破碎，是单叶或是复叶的小叶片，有无茎枝或叶轴，是平坦还是皱缩，鉴别时要选择具有代表性的样品	
全草类	应按其所包括的器官，如根、根茎、茎、叶、花、果实、种子等分别进行鉴别，并综合分析、判断	
花类	以完整花入药者要注意观察萼片、花瓣、雄蕊和雌蕊的数目及其着生的位置、形状、颜色、被毛与否、气味等。以花序入药者除单朵花的观察外，需注意花序类别、总苞片或苞片等。菊科植物还需观察花序托的形状，有无被毛等	
果实类	果实类中药通常以成熟或近成熟的果实入药	
种子类	注意种子的形状、大小、颜色、表面纹理、种脐、合点和种脊的位置及形态、质地、纵横剖面以及气味等。有的种子入水显黏性	

任务三　温室参观路线图设计

在对温室中草药熟悉的基础上，为了更好地引导其他同学了解和认识中草药，我们需要设计一条讲解路线图。这条路线将带领同学们系统地参观温室，帮助同学们对温室里的中草药有一个全面、系统的认识。请同学们以小组为单位进行设计。

1. 路线设计要点

（1）起点：选择温室的入口作为起点，设置明显的标识和导览图，方便同学们快速找到入口。

（2）草药区域划分：根据草药的种类、特性及现有的种植区域进行划分，每个区域都有明显的标识和说明，方便同学们了解和认识不同的草药。

（3）路线设计：设计一条合理的路线，让同学们能够按照顺序参观各个中药区域。路线的设置要考虑同学们的行动方便性和视线舒适度，避免过于拥挤或过于曲折。

（4）标识设置：在每个草药区域设置明显的标识牌，标明草药的名称、形态特点、药性及功能等信息。标识牌需简洁明了，易于理解，方便同学们快速了解草药的相关信息。

（5）讲解点设置：在路线的关键位置设置讲解点，由专业的讲解员为同学们介绍草药的相关知识。讲解点位置及内容设置须合理，能够吸引同学们的注意力，让他们更好地了解草药的知识。

（6）终点：选择温室的出口作为终点，设置明显的标识和导览图，方便同学们快速找到出口，结束参观。

我们小组设计的中草药参观路线图：

2. 展示并评选最佳设计路线图　各小组展示并讲解小组设计的路线图，投票选出最佳路线图。

3. 完善最佳设计路线图　大家对选出的最佳路线图进一步提出修改建议，小组完善后进行落实，使路线图真正得以实施。

四、交流与反思

1. 交流在温室中认识和分类中草药的方法和技巧。
2. 反思各个小组在路线图设计中的表现和收获。

五、劳动评价

请根据实际情况，完成下面的评价表。

评价维度	评价标准	自　评	组　评	师　评
劳动观念	了解中草药与生活的密切关系			
	了解中医药文化是中华民族的瑰宝			
劳动能力	多渠道了解中草药			
	劳动中小组团结协作			
	在温室中学习辨别常见本草植物 10～20 种			
	了解中药药用部位的分类			
	发挥创造力设计路线图			
劳动习惯和品质	主动积极地学习认识中草药			
	了解中草药时方法正确，建立安全意识			
	在劳动中能够做到认真细致、有始有终			
	劳动中具有责任担当的品质			
劳动精神	主动克服困难			
	好奇心强，勇于探索，有良好的科学研究精神			

六、劳动拓展

拓展 1：到校园草药种植区辨认中草药，比比看谁认识的多。

拓展 2：设计校园草药种植区导览图，方便访客参观。

项目二▶路边看花木

一、劳动情境

中草药，不仅生长在温室大棚中，还广泛分布在自然环境中，与我们的生活息息相关。在上学路上，你可能会看到许多熟悉或陌生的植物，它们也许就是具有药用价值的本草。那么，如何在日常生活中发现它们呢？

让我们带着好奇和发现的眼光，走出教室，到校园的每一个角落，到公园，去寻找那些与我们生活息息相关的中草药吧！

二、劳动准备

1. 观察工具　便携式的本草识别工具，如手机识图 APP、中草药原植物彩色图谱等；携带笔记本和笔，随时记录发现的本草植物及其特点。

2. 场地　校园、公园、植物园等。

三、劳动过程

任务一　查找资料了解常见本草

在田边路旁，我们经常会看见一些不起眼的野菊花，殊不知，它是治疗咽喉肿痛、风火赤眼、头痛眩晕的好药，又有很好的降压作用，可用于高血压病的辅助治疗。其实，中草药就在我们身边，常见的花草树木，如月季花、荷花、鸡冠花、鱼腥草、猫爪草、秋海棠、桑树、槐树、油松、山楂等都有一定的药用价值，也是我国古代劳动人民长期在生活实践中发现并流传下来的。若想在自然中寻找它们，先要做的就是学会分辨。查找资料，完成下表。

常见可入药的植物种类	中　药	功　效	图　片	外观描述	可见季节
花类					

续表

常见可入药的植物种类	中　药	功　效	图　片	外观描述	可见季节
草类					
木类					
果类					

任务二　路边识花木

在日常生活中，我们要时刻保持对周围花草树木的观察，了解身边常见的植物种类及其科属，看看它们的叶子、花朵、果实等特征，对照参考书就能发现本草植物的踪迹。接下来，带上你的笔记本和相机，与小组成员一起，开始你们的寻找之旅，到周边找一找，认一认吧！

在路边看花木时，可以下载专门识别花草的APP，辅助识别这些中草药，也可以通过查阅书籍或向身边有经验的人请教，同时，观察并记录其形态特点、生长环境等信息。这不仅可以帮助我们更好地认识本草，还可以增强我们对自然环境的感知和理解。请同学们仿照下面的记录自行完成一份野外中草药观察记录单。

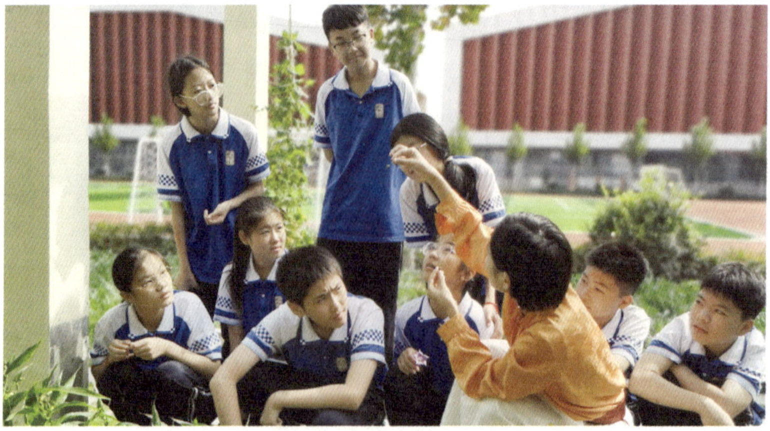

图2　在校园中辨识花木

中草药观察记录单

记录人：

中草药名称	地　黄	配　图
观察地点	校园	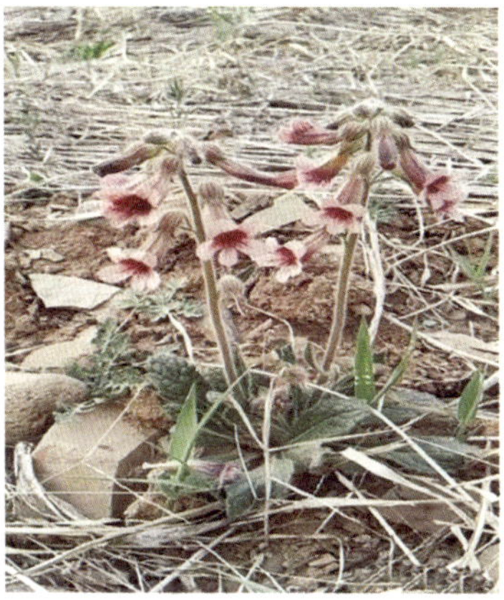
中草药特点	地黄是一味常用且历史悠久的中药，该药为多年生草本，叶、花均有明显特征：叶脉凹陷于上而凸出叶下，如雕琢般质感明显。花则如钟形集结茎顶，四散开放（专业称为总状花序），花冠外紫红内黄紫，色泽诱人	
种类科属	玄参科地黄属	

我的中草药观察记录单

记录人：

中草药名称		配　图
观察地点		
中草药特点		
种类科属		

小组交流观察到的中草药，整理汇总后，在全班汇报、交流学习。

四、交流与反思

1. 交流在自然界中分辨中草药的方法和技巧。

2. 每组汇总小组成员认识的中草药植物，在全班交流展示。

3. 交流反思自己在观察及认识中草药植物过程中的表现和收获。

五、劳动评价

请根据实际情况，完成下面的评价表。

评价维度	评价标准	自　评	组　评	师　评
劳动观念	认识中草药与生活的密切关系			
	了解中医药文化是中华民族的瑰宝			
劳动能力	多渠道了解中草药			
	劳动中小组团结协作			
	学习辨别常见本草植物 5～10 种			
	了解自然中分辨中草药的方法			
	完成中草药观察记录单			
劳动习惯和品质	主动积极地学习认识中草药			
	了解中草药时方法正确，建立安全意识			
	在劳动中能够做到认真细致、有始有终			
	劳动中具有责任担当的品质			
劳动精神	主动克服困难			
	好奇心强，勇于探索，有良好的科学研究精神			

六、劳动拓展

拓展 1：举办照片展，将个人制作的中草药观察记录单进行展览。

拓展 2：你知道，家中常吃的粮食、蔬菜、水果等食材哪些可以入药吗？请查阅“药食同源清单”资料，并与家人分享。

拓展 3：查阅资料，了解古人是怎样发现植物药性的。

小知识1 《本草纲目》概述

《本草纲目》作者李时珍，共52卷。作者用了27年时间编成，收载药物1892种，附药图1000余幅，阐发药物的性味、主治、用药法则、产地、形态、采集、炮制方法、方剂配伍等，并载附方11096个。本书集我国16世纪之前药学之大成，也是一部具有世界性影响的自然科学著作，有韩、日、英、法、德等多个版本的全译本或节译本，被国外学者誉为“东方药学巨典”。

小知识2 《中华人民共和国药典》概述

《中华人民共和国药典》（简称《中国药典》）是国家为保证药品质量可控、确保人民用药安全有效而依法制订的药品法典，是药品研制、生产、经营、使用和管理都必须严格遵守的法定依据，是国家药品标准体系的核心，也是开展国际交流合作的重要内容。《中国药典》2020年版（第十一版）收载品种5911种，新增319种，修订3177种，不再收载10种，因品种合并减少6种，分为四部出版，一部为中药，二部为化学药，三部为生物制品，四部为通用技术要求及药用辅料。

小知识3 花伴侣APP使用说明

花伴侣APP是手机拍照识花利器。只需要拍摄植物的花、果、叶等特征部位，即可快速识别植物。花伴侣能识别上万种植物，几乎覆盖所有常见花草树木，并能提供分类树展示科属关系，提供植物毒性及植物保护等级等重要信息；推荐附近赏花点，查看周边人气植物和用户拍摄物种。支持以花记、短视频和文章的形式分享植物知识、自然美景等。需要注意的是使用这类APP存在错误识别的可能，只能作为参考，不可过度依赖。

项目三▶馆内辨中药

一、劳动情境

在温室和自然中对中草药植物进行基础了解和实践观察之后，我们将进一步走进中医药馆，深入体验中草药的魅力。中医药馆是中医药文化的宝库，这里收藏了众多的中草药标本，每一味药都有其独特的故事和疗效。同学们，你们准备好探索这片神秘的宝地了吗？让我们一起开启馆内辨中药的旅程吧！

二、劳动准备

1. 搜集资料　在参观前，可以通过阅读相关书籍或上网查询，如《本草纲目》《中国药典》等中草药典籍，了解一些基本的中医药知识和术语，以便更好地理解和吸收新知识。

2. 观察工具　携带笔记本和笔，随时记录发现的中药及其特点，并准备必要的观察工具，如放大镜、嗅觉瓶等。

3. 材料准备　草果、枸杞、甘草、木瓜、乌梅、桃仁等体现辛、甘、酸、苦、咸五味的药食同源药材。

4. 场地　学校中医馆或其他中医馆。

三、劳动过程

任务一　寻药之旅

1. 参观校园中医药馆，深入地了解中医药，听讲解了解中药的常见功效分类及毒性。

2. 通过观看、触摸、闻气等方法辨识常见中药材 10～20 种。

根据之前学习和查阅的中草药知识，结合馆内教师的讲解通过观察和分析中草药标本的形态、颜色、气味等特点，辨认各种中草药，了解它们的功效和应用。

（1）眼观：看表面。不同种类的药材由于用药部位的不同，其外形特征会有所差异。如根类药材多为圆柱形或纺锤形。

看颜色。通过对药材外表颜色的观察，分辨出药材的品种、产地和质量的好坏。如丹参色红，玄参偏黑。

看断面。很多药材的断面都具有明显的特征。如黄芪的折断面纹理呈“菊花心”样，杜仲在折断时有胶状的细丝相连。

（2）手触：手摸法。用手感受药材的软硬。如盐附子质地软。

手捏法。用手感受药材的干湿、黏附。如天仙子手捏有黏性。

手掂法。用手感受药材的轻重，疏松还是致密。如荆三棱坚实体重。

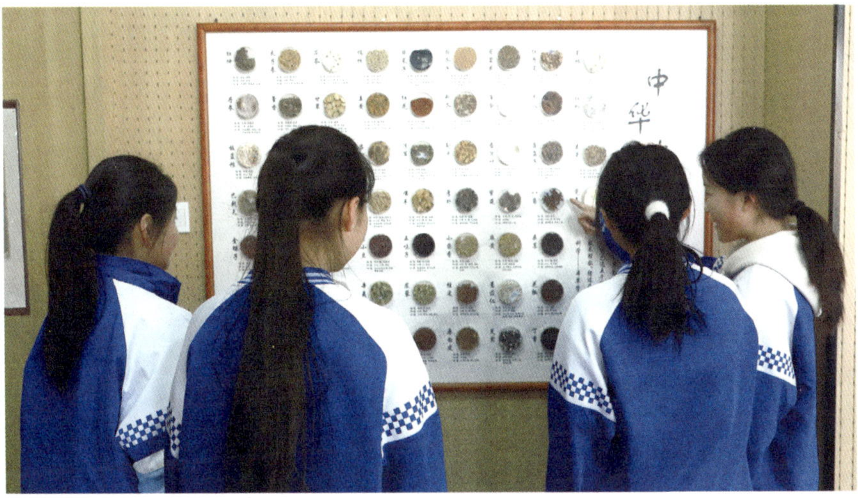

图3 在学校中医药馆标本区辨认中药材

（3）鼻闻：直接鼻嗅法。将薄荷靠近鼻子，可以闻出它的香味。

蒸汽鼻嗅法。将犀角放入热水中浸泡，会闻到清香而不腥的气味。

揉搓鼻嗅法。鱼腥草的气味微弱，可以将它揉搓后再闻，就可闻到腥味。

（4）口尝：酸甜苦辣咸，是日常饮食中经常体验的五种味道，这些味道在我们的舌尖上跳舞，仿佛是在讲述着人生的各种经历和感受。巧的是中药也分为辛、甘、酸、苦、咸五味，并代表不同的功效，请同学们根据教室内提供的药食同源食物，将下列表格中的内容进行填写，比一比谁是“味觉小达人”。需要注意的是，有些中药有毒，不认识的中药一定不能尝。

五　味	功　效	中药（药食同源）
辛	能散、能行；发散、行气、活血等	
甘	能补、能缓、能和；补虚、和中、缓急、调和药性	
酸	能收、能涩；有收敛固涩作用；能生津	
苦	能泄、能燥、能坚	
咸	能软、能下；有软坚散结和泻下通便作用	

通过上述方法，将你辨识的常见中药材 10～20 种填入下表。

中药材名称	图　片	性状特点	功　效

任务二　分类辨识中药材

1. 寻找收集三黄三参（药名中带“黄”字或“参”字的中药）。各小组领取药材标本瓶及标签纸，将所选择的三黄三参的主要功效用 2～4 字概括出来，写在标签纸上，并贴在标本瓶上；也可以结合自己的信息技术知识制作电子标签，如制作二维码图片附在中药标本处，供其他同学扫码了解相关知识。

	三黄、三参	用 2～4 字描述其主要功效
药名中带“黄”字的药	地黄	
药名中带“参”字的药	人参	

2. 除上述中药外，各小组分别收集展示6种不同功效的中药，填写在下表中。

功　效	对应中药
补气药	
温里药	
活血化瘀药	
清热解毒药	
止咳平喘药	
祛风除湿药	
养心安神药	
……	

3. 小组成员协作调查自己的家人都用过哪些中药，对比本组药材是否在这些中药配方中出现，并在集体展示中分别介绍本组中药材的主要药性及在日常生活的中药配方或中成药中的出现频次或治疗应用。

任务三　争当小小讲解员

经过一段时间的深入学习和探索，同学们对校园温室、校园草药种植区和校园中医药馆中的中草药有了深刻的认识和理解，甚至对路边花木的药用价值也有了一定的认识。假如学校来了一批小同学到校学习中草药，你愿意化身为小小志愿者，选择你熟悉的区域，向他们讲解展示中草药的魅力吗？

作为志愿者，你的任务不仅是向同学们介绍中草药的名称和功效，还要分享你在学习和探索过程中的心得和体会。你可以讲述自己是如何通过观察、触摸、闻气等方法来辨识中草药的，也可以分享对中草药文化的理解和感悟。你的热情和知识将激发更多同学对中医药文化与劳动实践的兴趣和热爱！

为了确保这次志愿者活动能够顺利进行，建议同学们提前做好准备，整理好自己的讲解稿和展示材料。在志愿讲解过程中，既要注意语言表达的准确性和流畅性，也要注重与听众的互动，让更多的人能够感受到中草药与劳动实践的魅力。

请先整理好自己的讲解稿和展示材料。

我选择的讲解地点：
我的中草药讲解稿：

四、交流与反思

1. 交流在中医馆中分辨中草药的方法。
2. 展示交流本组选择的三黄三参的功效。
3. 各小组交流展示讲解稿。
4. 反思自己在三个任务中的表现。

五、劳动评价

请根据实际情况，完成下面的评价表。

评价维度	评价标准	自　评	组　评	师　评
劳动观念	认识中草药与生活的密切关系			
	了解中医药文化是中华民族的瑰宝			
劳动能力	多渠道了解中草药			
	劳动中能小组团结协作			
	在中医药馆中学习辨别常见本草标本10～20种			
	了解分辨中草药标本的方法			
	担任讲解员，服务学校			
劳动习惯和品质	主动积极地学习认识中草药			
	了解中草药时方法正确，建立安全意识			
	在劳动中能够做到认真细致、有始有终			
	劳动中具有责任担当的品质			
劳动精神	主动克服困难			
	好奇心强，勇于探索，有良好的科学研究精神			

六、劳动拓展

拓展1：在你家的厨房里隐藏着很多中药材，如花椒、桂皮等，查找资料，了解它们的功效，给家人讲一讲。

拓展2：与家人沟通交流，询问家中用过哪些中药，调查它们有何种功效。思考你或者家人在生活中用中草药的体会和启示。

拓展3：根据你撰写的讲解稿，分小组演练，到所选择的讲解区域模拟给来宾讲解。

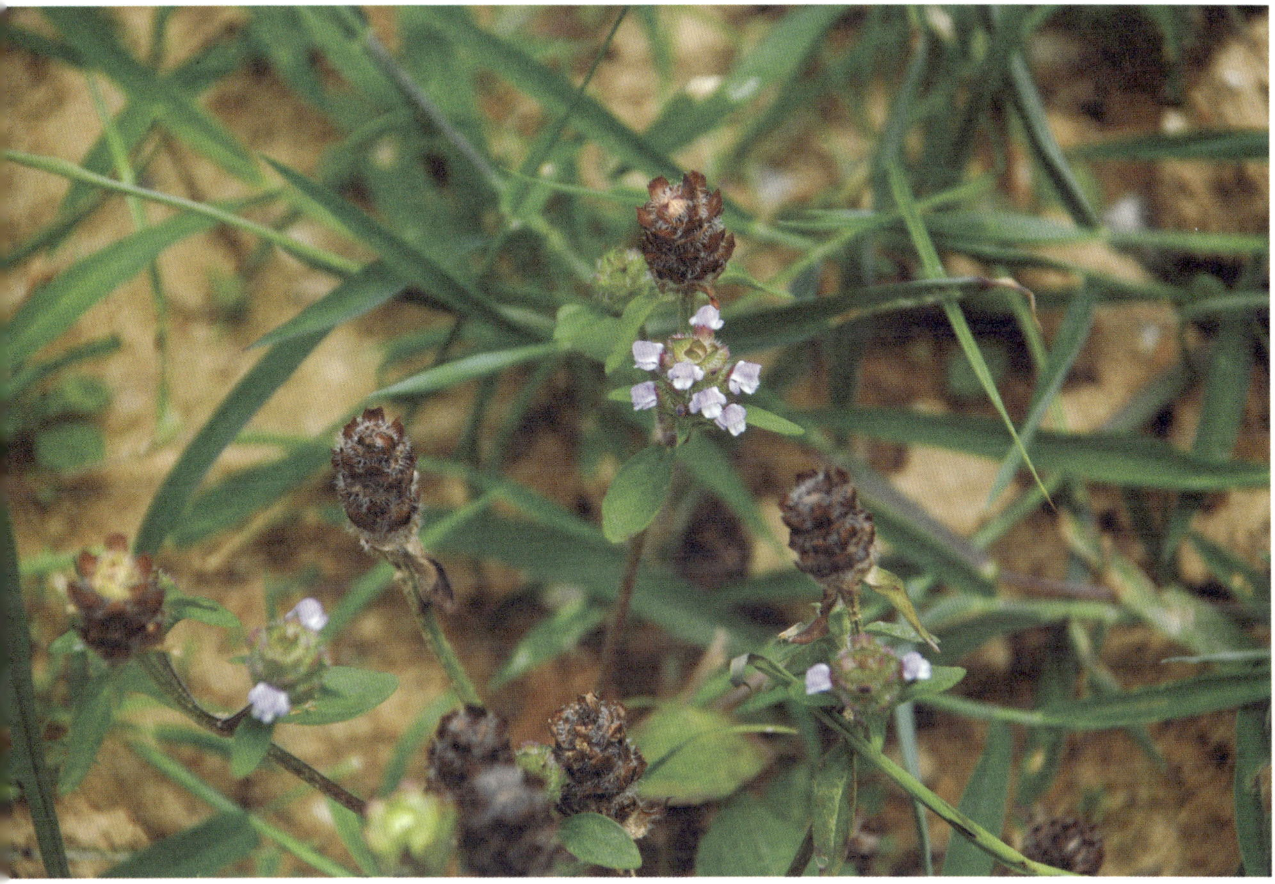

第2单元　种植本草

中医药文化是中国文化的瑰宝，逐梦本草，传承经典。春天是播种的季节，三月伊始，我校一年一度的中草药种植活动就要开始了。为了让同学们更好地开展活动，学校发布了“本草种植令”。

看到这个“本草种植令”，同学们有没有摩拳擦掌、跃跃欲试呢？想一想，我们要完成学校的“本草种植令”，需要做哪些事情？了解本地常见本草、确定种什么、规划怎么种、完成种植和养护……看来，需要做的事情还不少呢，让我们快快行动起来吧！

×××中学“本草种植令”

亲爱的同学们：

中草药是中华民族传统历史文化的瑰宝，是我国医药卫生事业的重要组成部分。我们优越独特的气候条件和起伏多变的地形地貌，非常适合种植中草药。学校为你们开辟了一块园地，专门供种植中草药。现面向全体七年级学生发布“本草种植令”，具体要求如下。

1. 所种植的中草药为一年生的常见草本植物。
2. 选择适合本地和校园环境种植的中草药植物。
3. 以班级为单位划分责任区，班级自行决定种植品种与养护管理责任。
4. 在种植活动中，提升劳动素养，进一步了解、发展和创新中医药文化，使其更好地为我们的生活服务。

同学们，让我们一起行动起来，与志同道合的小伙伴们组成种植小组，走入“种植本草”的行列，一起完成中草药的种植和养护，为中草药的传承、发展和创新，贡献自己的一份力量吧！

×××中学
×年×月×日

项目一▶校园种植规划

一、劳动情境

为了让同学们更加深入地了解中草药，在亲手种植中深入学习中草药种植相关的知识和技能，体会种植的快乐与辛劳，学校为同学们提供了一片空地来种植中草药。中草药的种类很多，你想好种哪种、怎么种了吗？让我们一起来好好规划一下吧！

二、劳动准备

1. 活动物品　准备查阅相关资料的设备，如书籍、手机等，并准备活动规划表，便于提前规划种植方案。

2. 搜集资料　了解学校相关场地和种植信息，并学习不同中草药的繁殖方法。

3. 场地　学校准备的种植空地。

三、劳动过程

任务一　确定种植种类

虽然中草药种类很多，但真正适合种植的中草药并不多。一些对环境要求极为严格的中草药，如人参、天麻、党参、黄连等，只在气候冷凉、植被良好、光照适宜、降雨充沛、土壤湿润、有机质含量高的特殊区域才能生长，其他地区种植难度很大，甚至根本不宜种植。有的中草药虽然自然环境适应性较好，在高山、平原都能够生长，但种植后作为商品出售的药用部分一般是根茎，产量很低，或产量高但质量太差，有效成分含量达不到中草药基本要求，也不宜种植。因此，中草药种植，必须看当地的种植环境是否适宜，最好选择当地已种植多年的中草药，或者选当地有野生资源分布的中草药。可见，种植中草药学问大着呢！

1. 查找资料或询问有种植经验的长辈，了解本地常见种植的中草药种类，以及其生长条件和生长周期。

本地常见种植的中草药	生长条件	生长周期

2. 查阅资料，选择繁殖方法。中草药的繁殖方法有三种：第一是种子繁育；第二是营养繁育，也就是无性繁育；第三是组织培养。每种繁殖方法各有优缺点。在中药材生产质量管理规范（GAP）中，常用组织培养的方法进行无病毒植株繁育和生产无公害的绿色中药材。有些中草药既可以种子繁育也可以无性繁育，可以根据当地情况具体实施。

本地常见种植的中草药都是如何繁殖的？你准备选择哪种繁殖方法？

常见本地种植的中草药	繁殖方法	是否适合选择

3. 小组讨论。考虑下列因素，你们小组打算种植哪几种中草药？

（1）中草药的繁殖方法。

（2）中草药的生长条件。

（3）中草药的生长周期。

（4）中草药的田间管理。

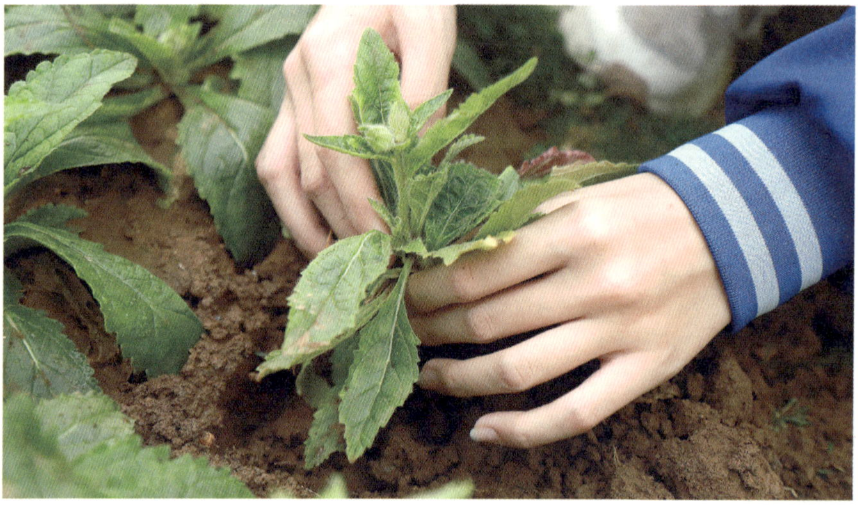

图 4　适合校园种植的中草药

附：同学们可以选择一年或多年生的、无毒无害、易生长的中草药进行种植。

将小组讨论的结果整理并记录下来。

种植的中草药名称：

种植的理由：

4. 查阅资料，了解无土栽培技术，尝试无土栽培。除了传统种植中草药的方法，学校还为同学们提供了无土栽培的场地。

无土栽培是以草炭或森林腐叶土、蛭石等轻质材料做育苗基质固定植株，让植物根系直接接触营养液，采用机械化精量播种一次成苗的现代化育苗技术。

上述小组确定下来种植的品种中，你们选择哪种进行无土栽培？为什么？

____

____

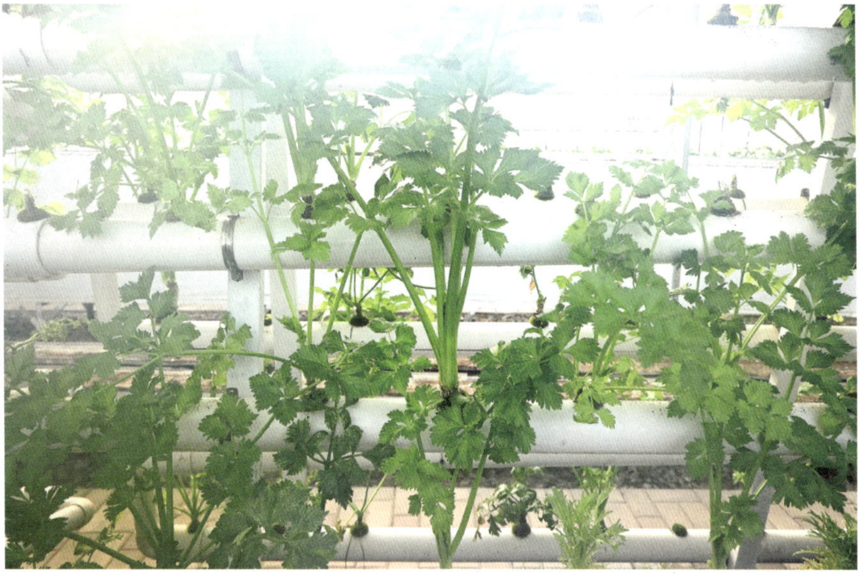

图5　学校无土栽培场所

任务二　规划种植区域

1. 确定小组的种植区域。考察学校种植场地，确定每组种植场地的大小、土质、光照时间等问题。

算一算你们小组能有多大的种植面积。

学校种植场地面积（平方米）	
七年级班级数量（个）	
每班的小组数量（个）	
每组的种植面积（平方米）	

2. 如何布局美观。种植中草药时尽量从颜色、植株特点等方面考虑布局的美观。了解要种植的中草药植株特点。在下面方框中，将小组的种植规划

图画出来。

3. 确定种植方案。小组讨论，根据下边的提示确定种植需要解决的问题，进行详细规划，完成“校园中草药种植活动方案”。遇到问题，可以咨询老师或者查阅资料。

（1）了解要种植中草药的具体种植方法。

（2）根据种植面积的大小及特点，确定培育本草苗种的数量。

（3）了解种植所需要的工具、材料及其操作方法。

（4）确定小组内每个成员的具体任务。

校园中草药种植活动方案

____________小组

<table>
<tr><td>中草药名称</td><td></td><td>种植示意图</td></tr>
<tr><td>种植数量</td><td></td><td rowspan="3"></td></tr>
<tr><td>种植方法</td><td></td></tr>
<tr><td>种植准备</td><td></td></tr>
<tr><td rowspan="6">具体分工</td><td>具体任务</td><td>负责人</td></tr>
<tr><td>规划、沟通</td><td></td></tr>
<tr><td>培育种苗</td><td></td></tr>
<tr><td>进行种植</td><td></td></tr>
<tr><td>田间管理</td><td></td></tr>
<tr><td></td><td></td></tr>
<tr><td>活动中可能遇到的
问题及解决方法</td><td colspan="2"></td></tr>
<tr><td>反思与总结</td><td colspan="2"></td></tr>
</table>

四、交流与反思

1. 交流展示每个小组中草药种植规划方案。
2. 交流在本次活动规划中的感受和体会。

五、劳动评价

请根据实际情况，完成下面的评价表。

评价维度	评价标准	自 评	组 评	师 评
劳动观念	懂得劳动创造美好生活的道理			
	积极认识各种中草药，体会中医药的神奇			
劳动能力	根据实际情况选择合适的中草药进行种植			
	小组团结协作			
	规划时尽可能考虑诸多因素，制订活动规划方案可行性强的活动			
	活动规划书写详尽			
劳动习惯和品质	主动积极地参与种植活动			
	在劳动前做好准备和规划			
	在劳动中注意安全			
	协作劳动，具有责任担当的品质			
劳动精神	遇到问题并主动克服困难			
	乐于学习			

六、劳动拓展

家里具有种植中草药的环境吗？哪些中草药可以在家种植呢？请同学们运用课上掌握的知识和技能，尝试在家种植 1～2 种中草药。

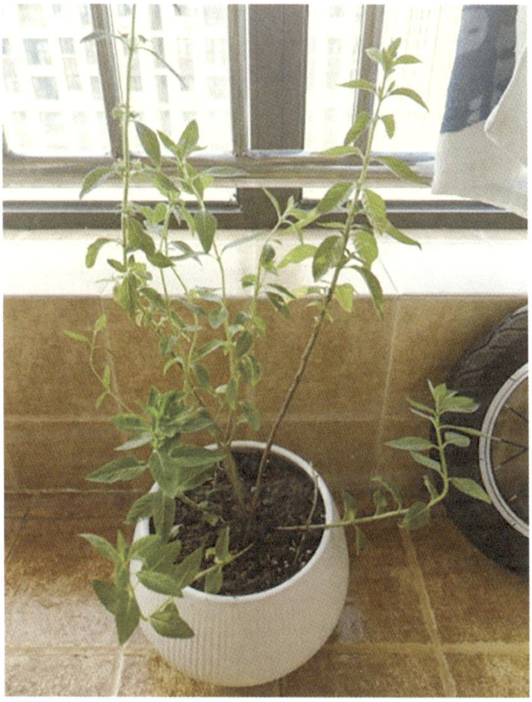

图6 家庭种植中草药

小知识4 中草药繁殖方法之种子繁育

中草药用种子繁育最为普遍。种子繁育技术简便，但繁育的后代容易产生变异，开花结实较迟，尤其是木本中草药，用种子繁育所需年限很长。为了发展药用植物良种繁育，一是加速繁育新的优良品种，以便替换已在生产上应用的老品种；二是保持新品种的优良性，防止混杂和退化。如延胡索（又名“元胡”）的块茎分“母元胡”和“子元胡”，生产上必须用“子元胡”作种才能获优质高产。又如浙贝母，因繁育系数很低，为保证种子的质量，将商品地和种子地分开培植。

小知识5 中草药繁殖方法之营养繁育

营养繁育，也称无性繁育，在药用植物栽培中约占35%，如分根、分株或用鳞茎、块茎、珠芽等繁育。有些中草药收种子非常困难或不结种子，如雅连（黄连）、川芎等一直用无性繁育。无性繁育较种子繁育生长快，产量高，生长年限短，并能保持母本优良性状。如贝母用鳞茎繁育一年一收，种子繁育五年才能收。但有时长期无性繁育易引起品种退化，如地黄、山药等，需注意随时去杂、去劣，适时倒栽，防止退化。

小知识 6　中草药繁殖方法之组织培养

中草药的组织培养就是把分离出来的中草药组织放入含有合成培养基的瓶中，于无菌操作条件下培养使之生长分化成大量组培苗。它利用药用植物体细胞的再生能力，培育出保持原品种的固有性状和特性的植株，是现代最先进的中草药快速繁育技术。

小知识 7　杜仲扦插育苗技术

杜仲是重要的补肝肾中药，生产上常采用扦插育苗，根苗萌发快且数量多，苗木健壮，从下端的根端愈伤组织生出许多新根，比播种育苗的幼苗根系多几十倍。

第一，插床准备。可选用河沙或珍珠岩等作为扦插基质，通常插床长 10～15m，宽 1.5～2m，床面低于地面 20cm，上铺 15cm 左右的基质，床面上制成高 1.5～2m 的拱棚，盖塑料薄膜，扦插前 2～3 天用 0.3% 高锰酸钾对基质进行消毒。

第二，插条处理。选择一年生实生苗的顶梢或者大树的根段萌条作为插条，杜仲插条一般长 8～15cm，顶端平截或不截，下端切成斜面，下切口距离最下面的芽约 2cm，插条只留上部幼叶 4～6 片，以提高成活率，可用 500ppm 的吲哚乙酸或萘乙酸溶液快速浸蘸一下。

第三，扦插方法。杜仲扦插时间在生长季节均可，一般以 4—9 月为佳。即将处理好的插条按 7cm×15cm 的株行距插入基质中，入土深度为插条的 1/3～1/2。插后喷 1 次透水，保持叶面湿润，温度控制在

30℃以下，相对湿度 90% 以上，一般 15～30 天即可生根。待其根系长达 3～4cm 时，即可移入苗床。

小知识 8　杜仲苗移栽技术

一般杜仲苗培育 1～2 年，当苗高 80～100cm 时可以移栽定植。

杜仲苗在秋冬季落叶后至来年春季萌发前均可移栽，一般春季移栽成活率较高。事先整好种植地，按（2～2.5）m×3m 的株行距挖穴，穴深 30cm，宽 80～100cm。每穴施入腐熟厩肥 20kg、骨粉或过磷酸钙 1kg 作为基肥，与底土拌匀，上盖 10cm 细肥土。每穴栽苗 1 株，将苗摆正，覆土至一半时，提苗舒根，继续覆土至与地面平齐，踏实，浇透水，待水下渗后，再盖一些细土，使根基培土略高于地面。亩栽 160～200 株。

项目二▶校园种植实践

一、劳动情境

各小组为了种植中草药做了充分的前期准备工作，大家都摩拳擦掌地期待着将自己的种植方案付诸实际呢！今天大家就要在老师的指导下开始种植了，在亲身实践的过程中也许会遇到不同的问题，你有没有信心迎接这次挑战呢？让我们一起行动吧！

二、劳动准备

1. 课前沟通　与相关教师做好沟通，确定种植时间。

2. 活动物品　准备种植需要的相关工具和材料。

3. 场地　学校准备的种植空地。

4. 安全教育　课前进行安全教育，确保学生了解且遵守安全规则，并准备活动安全预案。

三、劳动过程

任务一　整地播种实践

1. 整地　小组室外整地（每个小组一小块）。

以种植地黄为例：地黄是喜光植物，选择平整、向阳、土层深厚肥沃、有排水条件的砂质土壤。选好地后，整地、重施基肥。每亩施优质土杂肥 2～3 吨，尿素 20kg，磷酸氢二铵 15kg，硫酸钾 12kg。整平后晒垄 6～7 天，之后做成宽 2～2.5m 的畦，在畦里按行距 30～40cm 做垄待用。

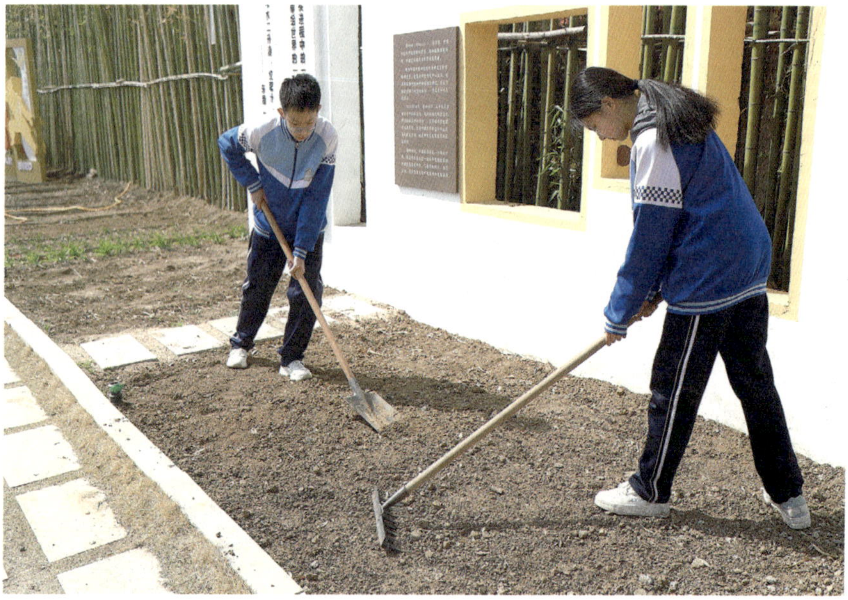

图 7　平整土地

2. 种苗准备　同学们可以用学校准备好的中草药苗，若没有本小组需要的苗种，则可以自己选择合适的方法完成育苗。

以种植地黄为例：地黄的繁殖可以用根茎无性繁殖和种子繁殖，但生产上多用根茎进行无性繁殖。多春栽，选择新鲜无病、大拇指粗的根茎三月中下旬栽植。栽前，将种茎的上、中部分切成 5～8cm 的小段做种栽，每段要有 3 个以上的芽眼。放置通风处晾半天，或将种栽两端蘸上草木灰，以防止腐烂。

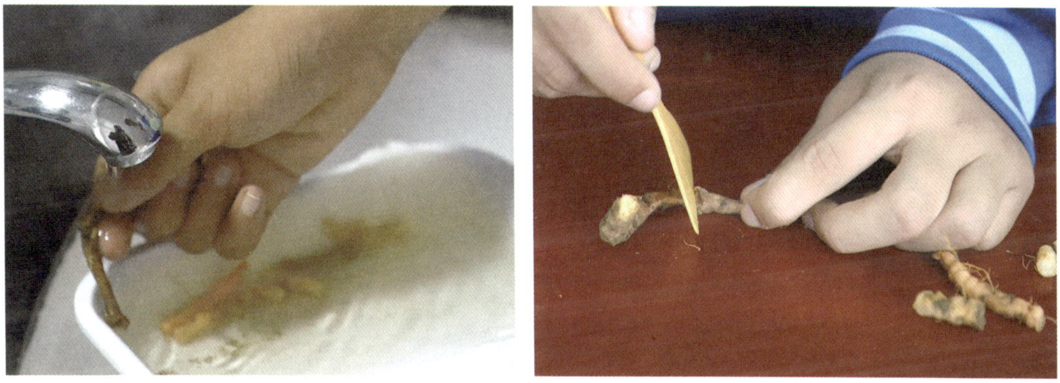

图 8　准备地黄的种茎

3. 施肥　中草药在种植的时候，需要及时施肥，在施肥的时候，以有机肥为主、化肥为辅，同时平衡施用氮、磷、钾等营养元素，帮助中草药更好地生长。中草药施肥的总原则是 1～2 年生及全草类药材，苗期多施氮肥，中、后期追施磷、钾肥；多年生及根和地下茎类药材，整地时施足有机肥。

4. 种植对比实验　影响中草药种植成功和健康成长的因素很多，在种植时可以考虑小组内合作或者与其他小组合作完成对比实验，如覆盖地膜和不覆盖地膜的实验；阴面和阳面种植的实验；种植前是否施肥或者施不同肥料对中草药种植的影响的实验等。对比实验设计与实施参考如下。

（1）每组自行设计对照实验，探究一项种植相关问题（如覆盖地膜和不覆盖地膜的实验；阴面和阳面种植的实验；种植前是否施肥或者施不同肥料对中草药种植的影响的实验等）。

（2）各组实验方案确定后，进行集体现场答辩讨论，征询教师与同学的意见，确保方案实施的可行性。

（3）各组按照既定的实验方案对小组种植区域进行差异化管理，小组成员分工协作，进行播种实践。

（4）将实验过程认真记录下来，为之后形成种植报告做好准备。

中草药种植对比实验记录表

记录人：

<table>
<tr><td>探究问题</td><td colspan="3"></td></tr>
<tr><td>实验方案</td><td colspan="3"></td></tr>
<tr><td rowspan="6">实验记录</td><td rowspan="2">种植阶段</td><td colspan="2">对比数据</td></tr>
<tr><td>覆盖地膜</td><td>不覆盖地膜</td></tr>
<tr><td></td><td></td><td></td></tr>
<tr><td></td><td></td><td></td></tr>
<tr><td></td><td></td><td></td></tr>
<tr><td></td><td></td><td></td></tr>
<tr><td>遇到的问题
及解决方案</td><td colspan="3"></td></tr>
<tr><td>实验结论</td><td colspan="3"></td></tr>
</table>

5. 种植　根据实验方案，完成本组的施肥、定植种苗和浇水等。

以种植地黄为例：栽植密度为行距 40～50cm，株距 30～40cm，每亩栽 3500～5000 株，肥沃土地可栽稀一些，贫瘠土地可栽密一些。栽时先按行距 45cm 左右开沟，沟深 6cm，每隔 15～20cm 放根茎一段，盖土 4cm。

任务二　制订养护方案

“种”是开始,“养”才是关键。养护不到位,就算再好的苗也不会茁壮成长。种植的中草药应该如何养护呢？下面以种植地黄为例。

1. 田间管理　地黄有“三怕”，即怕旱、怕涝和怕病虫害。因其根系少，吸水能力差，稍微干旱极易凋萎；土壤水分过多则肉质根茎易腐烂需要灌溉适当。每次中耕后都要追肥 1 次，可施人畜粪水或饼肥，多雨季节，要注意排水防涝，使地无积水，出现花蕾时，要随时摘除。

2. 灌溉管理　地黄对水的要求较高，生长前期，主要长地上茎，需水较多。后期长根茎，需水较少，水分不宜过多，如果有积水，会造成烂根。具体应做到“三浇两不浇”：即施肥后浇水，防止烧苗，促进肥料吸收利用；暴雨后浇水，防止雨后天晴烈日暴晒；田间持水量过少时浇水，保证地黄基本水分需求；每天的正中午不浇水，防止地黄被冷水激病；天阴欲雨时不浇，防止浇后降水造成田间积水。

有时，为减少灌溉次数，还可以在幼苗长出后喷湿新高脂膜，可有效控制地上水分的蒸发，减少苗体水分蒸腾，并可因与外界隔绝而减少病虫害的发生。

3. 病虫防治　预防斑枯病可选抗病品种，清洁园地。发病初期用倍量式波尔多液喷雾。还要注意地黄枯萎病、大豆胞囊线虫、轮纹病等危害。虫害有棉红蜘蛛，发生期可用 40% 水胺硫磷 1500 倍液防治。还有蛱蝶，在其幼龄期用敌百虫等防治。

为了让种植的中草药长得更好，同学们可以制订一个养护方案。想一想，有哪些因素会影响中草药的生长，小组内怎样分工才更能合理养护呢？

中草药种植养护方案

__________小组

养护目的		
准备工具		
田间管理工作	负责人	具体实施方法
浇水		
除草		
间苗		
施肥		
除虫		

养护方案制订好后，小组成员一定要严格执行，遇到问题小组可以一起商量解决。

四、交流与反思

1. 反思种植劳动过程的感受和体会。
2. 交流在种植实践过程中遇到的问题及解决办法。

五、劳动评价

请根据实际情况，完成下面的评价表。

评价维度	评价标准	自 评	组 评	师 评
劳动观念	懂得劳动创造美好生活的道理			
	积极种植各种中草药，体会中医药的神奇			
劳动能力	小组团结协作			
	掌握播种中草药时整地、育苗和种苗的方法			
	制订合理的养护方案			
	按照养护方案分工、实践，科学养护中草药			
	反思和总结并写出详尽的种植报告			
劳动习惯和品质	主动积极地参与整地、育苗和种苗的劳动			
	按照养护方案进行种植、养护			
	安全劳动			
	能协作劳动，具有责任担当的品质			
	珍惜劳动成果			
	展现出认真细致、有始有终的品质			
劳动精神	认真规范操作			
	主动克服困难			
	乐于学习			

六、劳动拓展

查阅资料，深入了解本地中草药种植情况，并查询分析影响中草药种植及成长的因素。

小知识 9　定植

定植，栽培术语，是指将种苗从苗圃或育苗盆中移栽到生产田的过程，为植株生长提供更大的空间，有利于植物体更好地进行光合作用。

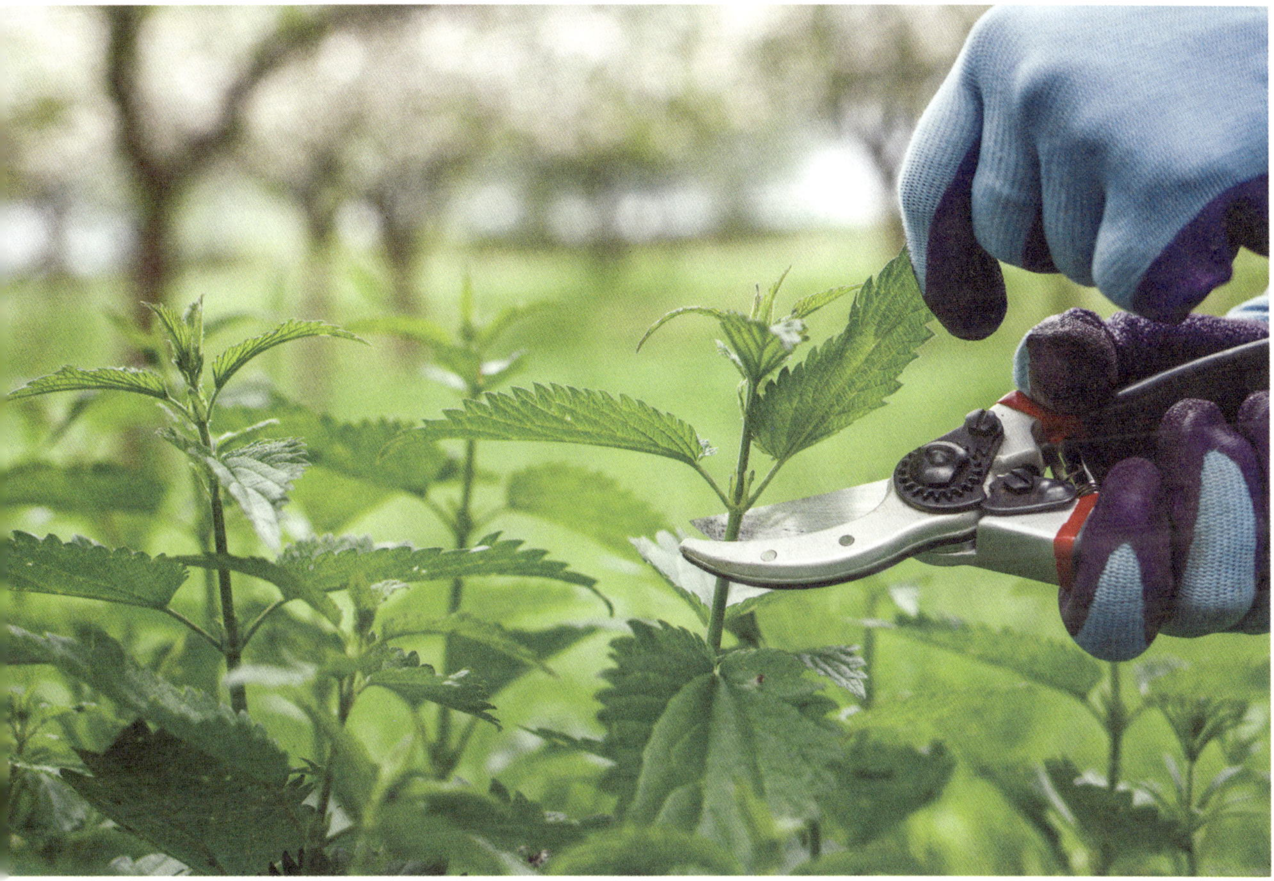

第 3 单元　田耕问药

夏日的脚步悄然而至，万物生长的季节为我们带来了无限的生机与活力。在这草木葱茏、花香四溢的时节，我们继续关注中草药，在种植园、花海中、田间地头，收获知识，体验快乐，感悟生命，让中医药文化在我们的心中生根发芽，绽放出美丽的花朵。

“田间实验与种植管理”，让我们亲手在田间施肥、浇水、除虫，见证生命的成长与变化。通过管理和实验，我们将更加深入地了解草药的生长习性，感受中医药文化的源远流长，培养对自然的感恩之心。

“田野采百草”让我们在广袤的田野间寻觅百草，感受生命的多样性与草药的神奇魅力。我们将亲手采摘、制作植物标本，记录下大自然的点滴美好，培养对生命的敬畏与尊重。

“采花制香茶”让我们在缤纷的花海中挑选花朵，感受花香四溢的愉悦。我们将学习泡制香茶的技巧，品味花朵的芬芳与甘甜，享受一段宁静的时光，感受中医药文化中的养生智慧。

让我们在这个夏季携手同行，探索自然的奥秘，感受生命的魅力。

项目一 ▶ 田间实验与种植管理

一、劳动情境

在田间，同学们需要根据自己小组所种植的中草药种类，了解其生长习性和对环境的要求，学会如何为中草药植株除草间苗、调控水肥、防虫除虫等，为中草药提供适宜的生长条件，确保中草药健康生长。在这个过程中，同学们需要耐心、细心和责任心，定期巡查田间，观察中草药的生长情况，记录各种数据。当然，我们还要与小组成员紧密合作，共同应对各种问题和挑战，培养团队协作精神。

希望同学们通过亲身参与中草药的种植、管理等，能够更深入地了解中草药生长的全过程，感受中草药的魅力，体验到中草药生产的艰辛与不易，增强对中草药生产者的尊重和热爱。

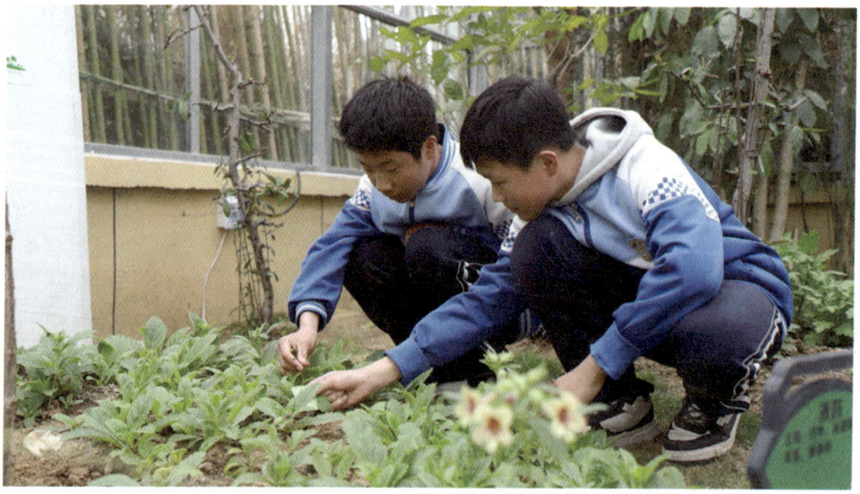

图 9　田间实验与种植管理

二、劳动准备

准备田间实验与种植管理的相关工具和相关知识。

1. 除草和间苗　这一环节，通常在天气适宜、土壤湿度适中时进行。劳动前，准备好相关工具，如铲子、锄头等。选择一个适合的时间，在活动区域设置安全警示标志，提醒小组成员注意安全。在间苗之前，需要清楚地了解所种植中草药的合适株距。

2. 浇水和施肥　了解所种植中草药的浇水需求，掌握浇水的时间和频率。准备好水源和浇水工具，如水桶、浇水壶、皮管等。在施肥前，需要检查植株的生长情况，包括叶片颜色、土壤湿度和根系状况等。这有助于确定植株所需的肥料类型和施肥量。根据植株的生长需求和土壤状况，选择合适的肥料。准备好施肥所需的工具，如肥料、手套等。确定浇水和施肥的时间和频率，避免在雨天或高温天气进行施肥。

3. 防虫和除虫　了解常见的害虫类型及它们对植物的危害方式，有助于同学们识别害虫，并选择合适的除虫方法。不同的害虫可能需要不同的处理方法，进行除虫之前需确定植株上的害虫种类。手动摘除害虫时，需要准备手套和镊子；使用生物或化学农药时，需要准备喷壶、口罩和手套等。对于一些少量的害虫，可以手动摘除；对于大量的害虫，优先考虑使用生物农药，或者安全的化学农药。

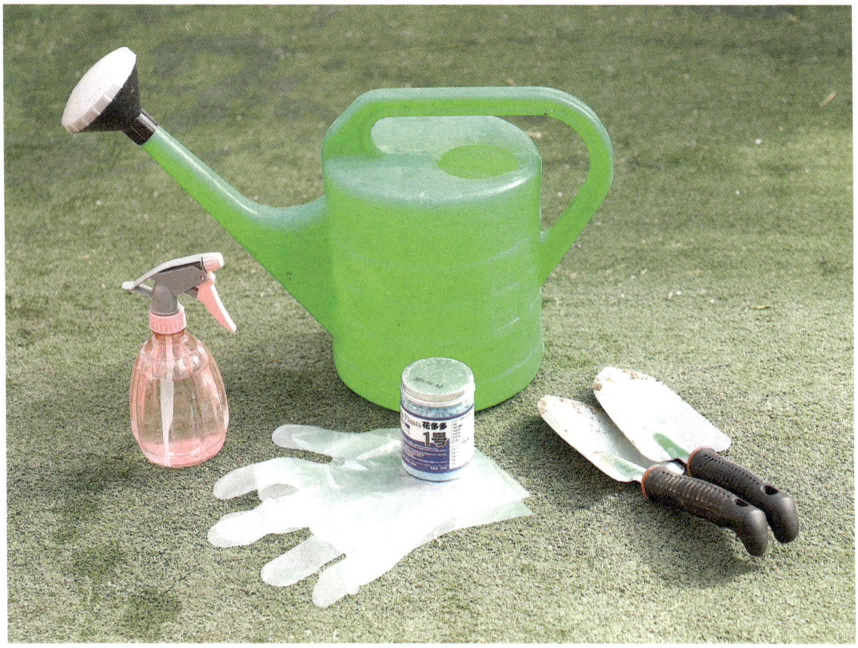

图 10　田间实验与种植管理需要的工具

三、劳动过程

任务一　除草和间苗

通过查阅资料和咨询老师，了解在农业种植方面的常见除草方式，为之后因地制宜地选择合适的除草方式做好准备工作。

方　式	具体操作	优　点	缺　点
人工除草	主要依赖手工或使用简单农具来除去杂草	对植株的伤害较小，小面积种植或杂草较少情况首选	劳动强度大，比较费时费力
化学除草			
覆盖除草			

通过查阅资料和咨询老师，了解常见中草药的间苗方法，选择合适的时机，对植株进行间苗。

名　称	间苗次数	苗　高	株　距
黄芪	通常为2～3次	间苗第一次在苗高6cm时进行，第二次在苗高10～12cm时进行	穴播的每穴留苗3～4株，条播的每隔10～12cm留壮苗1株，育苗则每2～3cm留苗1株
金银花			
蒲公英			

中草药的除草和间苗工作都是非常重要的，它们有助于防止杂草和弱苗、病苗与中草药争夺养分，保证中草药的产量和品质，也有助于维护农田生态系统的平衡。在实际操作中，应根据中草药的生长特性和田间环境，制定合理的除草和间苗方案，以达到其最佳的生长效果。接下来，我们以人工方式为例，为中草药除草间苗吧！

1. 除草时，用锄头或铲子将杂草的根部挖出，或者直接用手拔掉。注意要尽可能地将杂草的根部清除干净，以防它们再次生长。

2. 用手或工具轻轻拔除弱小、病弱、过密的幼苗，保留健壮、生长良好的幼苗。分次间苗，每次间苗的量不宜过大，以确保苗床内有足够的苗数，且留下的幼苗之间的株距适当。

3. 在拔除掉多余的幼苗后，如果种植密度过于稀疏，需要在空缺的地方及时补上幼苗，称之为补苗。

4. 间苗后，应将床面均匀撒盖一层湿土，轻轻压实，或用喷壶轻喷一次水。待叶子干后，再轻轻覆盖一层土，以避免伤害根部。

5. 将清除的杂草和拔除的多余幼苗集中起来，可以堆放在一边，运送到其他地方进行处理。

6. 定期检查药材地，确保没有遗漏的杂草。如果有新长出的杂草，需要及时清除。

7. 间苗后，应继续观察植株的生长情况，及时进行浇水、施肥、除草等管理工作，以促进植株的健康生长。

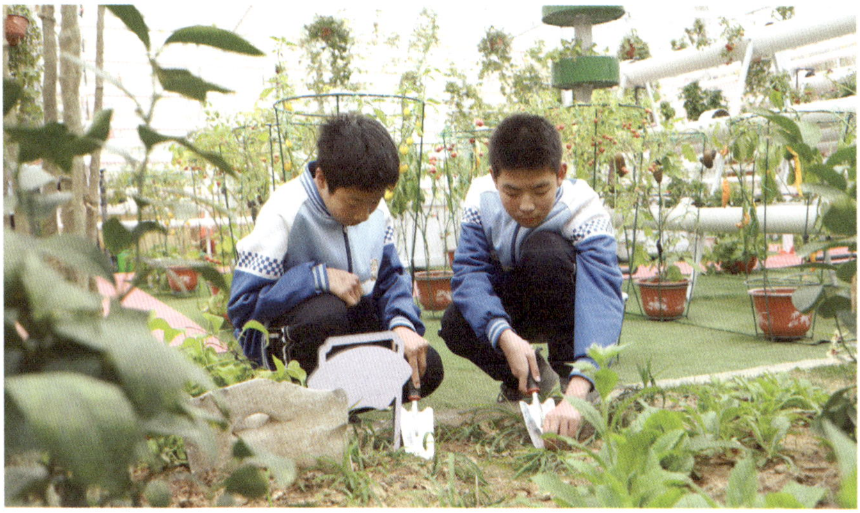

图 11　除草间苗

任务二　浇水和施肥

通过查阅资料和咨询老师，了解常见中草药的习性，根据不同中草药的习性和需水量等，确定浇水时间和频率。

名　称	习　性	需水量
川芎	不耐涝；喜气候温和、雨量充沛、日照充足而又较湿润的环境	中

通过查阅资料和咨询老师，了解中草药的生长阶段与施肥需求，在合适的时期，对植株施以正确的肥料。

生长阶段	肥料类型	作　用
幼苗期	以氮肥为主	促进根系和茎叶的生长
生长期		
开花期		
结果期		

中草药的生长过程中，浇水和施肥是两个至关重要的环节。浇水是植物生长的基础需求。施肥是补充土壤养分，满足植物生长需求的重要手段，为中草药的生产提供有力保障。下面，让我们一起动手给你的中草药浇水施肥吧！

1. 浇水的时间最好在早晨或傍晚，在浇水前，可以用手触摸土壤表面或插入土壤中，感受并判断土壤的湿度，避免过度浇水。

2. 浇水时，可以使用喷壶、水管等浇水工具，确保水分能够均匀分布到土壤中。

3. 施肥前，小组内成员自行探究，本组所种植中草药的适配肥料。可以是有机肥或无机肥，但要确保肥料的质量和安全。

4. 施肥时，将肥料均匀地撒在植株的周围或行间，确保肥料分布均匀，避免肥料堆积或遗漏。撒施后，用锄头或其他农具轻轻翻耕土壤，将肥料与土壤混合均匀，使肥料能够渗透到土壤深层，供植株吸收利用。

5. 及时对植株进行灌溉浇水，有助于肥料溶解和渗透到土壤中，提高肥料的利用率。

6. 开展一次施肥效果评价与交流会，小组组长轮流发表体会和感悟，还可以邀请专家或老师进行点评和指导。

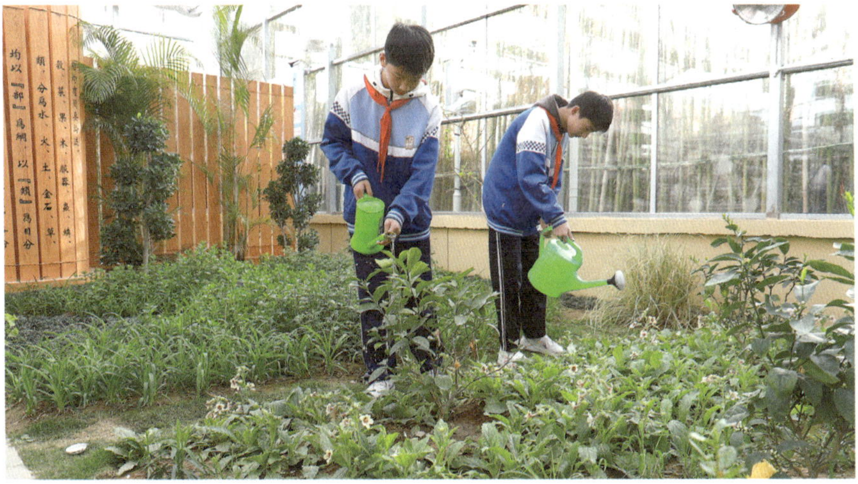

图 12　浇水施肥

任务三　防虫和除虫

通过查阅资料和咨询老师，了解常见植株上的害虫种类及它们对植株的危害方式。这有助于我们识别害虫并选择合适的除虫方法。

种　类	形　态	危　害	针对性农药
蚜虫	种类很多，形态各异，体色为黄、绿、黑、褐、灰等	群居在嫩叶、茎顶部、花蕾上吸取汁液，导致植株萎缩，生长停止，叶片发黄、干枯，开花结实受损	吡虫啉、啶虫脒等
尺蠖			
蛴螬			

生物农药因其副作用小、对环境兼容性好而日益成为全球农药发展的一种趋势和方向。生物农药在中草药的防虫除虫方面有哪些应用呢？接下来，和你的小组成员一起做个调研吧！

种　类	名　称	应用＆特性
生物杀菌剂	农用链霉素	对细菌性病害效果较好，杀菌谱广，有内吸性
	多抗霉素	
生物杀虫剂	苏云金芽孢杆菌	一种杀虫细菌。对人、畜和天敌无毒，不污染环境，对药用植物无药害。害虫吞食后造成肠漏和败血症死亡
	阿维菌素	

中草药植株除虫的方法很多，如手工除虫、生物农药或化学农药等，我们需要根据害虫的类型和数量，选择安全的、合适的除虫方法。让我们用适当的方式为中草药植株除除虫吧！

1. 在活动开始前，需要对活动区域进行清理和整理，确保环境整洁。我们需要对中草药植株进行仔细检查，确定害虫的种类和危害程度。如果没有发现虫害，则不必进行除虫工作。

2. 根据害虫的种类和危害程度，选择适当的除虫方式。害虫较少时，优先考虑人工除虫。其次，可以上网查阅相关资料，自制简易杀虫剂。确保对人、畜和天敌无毒，不污染环境，对中草药植株无药害。

3. 确需使用自制杀虫剂除虫时，要准备好喷壶、搅拌器等工具，穿戴手套、口罩等防护用品，以确保除虫过程中的安全和卫生。

4. 将自制杀虫剂与适量的水混合配制成药液。注意要按照正确的比例进行配制，避免药液过浓或过稀。使用搅拌棒或搅拌器充分搅拌，确保药液混合均匀。

5. 使用喷壶将药液均匀喷洒到中草药植株的叶片、茎部和花朵上，确保害虫能够接触到药液。

6. 除虫完成后，需要对中草药进行检查，确保除虫效果。当中草药植株遭遇严重虫害时，要及时联系园艺师采取相应措施，进行专业的除虫工作。

7. 在除虫后的一段时间内，需定期检查中草药植株的生长情况，观察害虫是否得到有效控制。如果害虫仍然存在或重新出现，可能需要再次进行除虫活动。同时，记录本次除虫活动的相关信息，包括害虫种类、药剂选择、施药方法等。总结本次活动的经验教训，为今后的除虫工作提供参考。

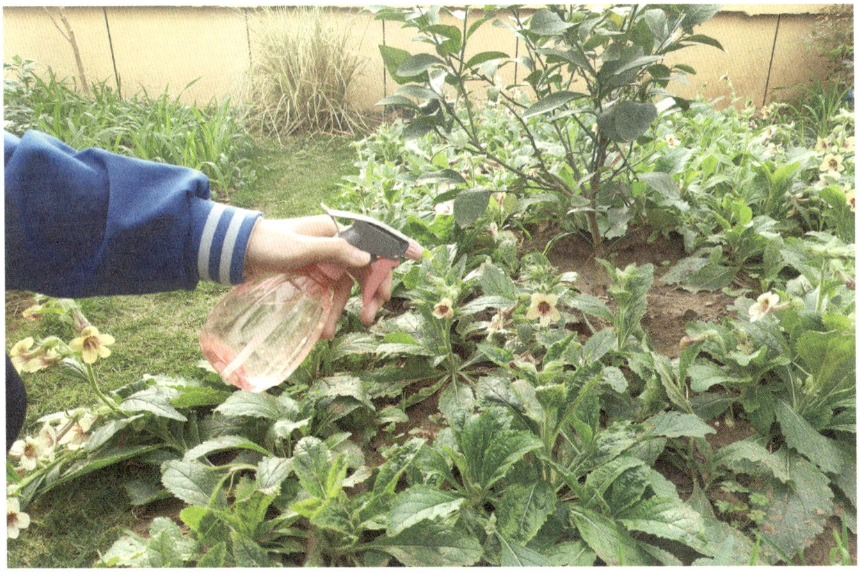

图 13　虫害防治

任务四　养护对比实验

在整个过程中即使认真进行养护，也可能会遇到各种问题。遇到问题可以咨询有经验的人，也可以进行对比实验，深入探究解决的具体方法及影响中草药生长的因素。

对比实验设计与实施参考：

1. 每组自行设计对照实验，探究一项种植相关问题（如浇水的方法、施肥种类与方法、害虫防治方法等，对种植中草药产生的影响，是否可以提高药材产量）。

2. 各组实验方案确定后，进行集体现场答辩讨论，征询教师与全体同学意见，确保方案实施的可行性。

3. 各组按照既定的实验方案对小组田块进行差异化管理，小组成员分工协作，进行养护实践。

将养护过程认真记录下来，为之后形成种植报告做好准备。

中草药养护对比实验记录表

记录人：

<table>
<tr><td>探究问题</td><td colspan="3"></td></tr>
<tr><td>实验方案</td><td colspan="3"></td></tr>
<tr><td rowspan="6">实验记录</td><td rowspan="2">生长阶段</td><td colspan="2">对比数据</td></tr>
<tr><td>浇水多</td><td>浇水少</td></tr>
<tr><td></td><td></td><td></td></tr>
<tr><td></td><td></td><td></td></tr>
<tr><td></td><td></td><td></td></tr>
<tr><td></td><td></td><td></td></tr>
<tr><td>遇到的问题
及解决方案</td><td colspan="3"></td></tr>
<tr><td>实验结论</td><td colspan="3"></td></tr>
</table>

任务五　撰写种植报告

种植报告是对种植过程进行详细记录的过程，包括播种、生长环境、生长过程、种植管理等各个环节。通过种植报告，可以了解不同种植方法和措施对植株生长的影响。撰写中草药种植报告时，要确保内容准确、详细，并符合实际情况。同时，注意使用专业术语和规范的表达方式。注意按时间节点，完善表格信息，拍摄相关照片，跟踪和记录中草药植株的生长情况及变化，完善种植报告。

小组中草药种植报告

种植品种					
养护过程记录	间苗人及时间				
	浇水人及时间				
	施肥人及时间				
	除虫人及时间				
植株的变化（照片）					
植株的变化（文字描述）					
遇到的问题与解决办法					
收获与体会					

四、交流与反思

1. 交流展示各组养护植株的经验与教训。
2. 比一比谁的中药植物长得好。
3. 反思和总结整个养护劳动过程的收获与体会。

五、劳动评价

请根据实际情况，完成下面的评价表。

评级维度	评价标准	自　评	组　评	师　评
劳动观念	懂得劳动光荣，体验劳动的艰辛			
	积极参与种植管理			
劳动能力	团结协作			
	了解中草药的种植管理过程			
	掌握常见中草药的除草、施肥、除虫等方法			
	种植管理过程科学合理			
	活动过程井然有序			
劳动习惯和品质	劳动前做好规划和准备			
	劳动过程中注意安全			
	在规定时间内完成种植任务			
	爱惜植株，尊重劳动成果			
	展现出认真细致、有始有终的品质			
劳动精神	规范操作			
	主动克服困难			
	乐于学习			

六、劳动拓展

拓展 1：查阅资料或者咨询专家，了解物理除草和化学除草的区别及各自的优缺点。

拓展 2：走访和调研你所在的家乡，看一看为农作物施肥的方法是什么，并想一想为什么。

拓展 3：小组成员通过看书、上网等方式，查阅相关资料，尝试为组内的中草药植株制作一个自动浇水装置。

小知识 10　藜芦碱杀虫剂

藜芦碱是从百合科植物喷嚏草的种子和白藜芦的根茎中用乙醇萃取出的一种生物碱，是多种生物碱的混合剂。藜芦碱商品名包括虫敌、护卫鸟、赛丸丁、西伐丁、好螨星、瑟瓦定，是一种植物源杀虫剂，对人、畜毒性低，残留低，不污染环境，持效期长，被称为农药中的“中草药”，是生产绿色和有机农产品的首选药剂。

——睢阳农科专栏

小知识 11　中药材有机肥

中药材有机肥是以中药残渣或中药材为原料经过生物发酵制成的一种有机肥。中药材有机肥的优点在于，不仅含有丰富的有机质和有益微生物，能够改善土壤团粒结构，提高土壤保水保肥能力，而且能为植物提供多种微量元素和矿物质，促进植物生长和发育。此外，中药材有机肥中含有一些具有药用价值的中药提取物，能够增加植物的抗逆性能，提高植物的免疫力。

小知识 12　甘草浇水注意事项

甘草种子发芽出苗期需保持田间土壤湿润，成苗期要减少土壤含水量。定苗后进行第 1 次滴水，6 月中旬再滴水 1 次，每亩滴水 30m³。以后分别于 7 月、8 月、9 月各滴水 1 次，每次每亩滴水 30～45m³，滴水与施肥同时进行。

——农业之友

小知识13　神农尝百草

民有疾，未知药石，炎帝始味草木之滋，察其寒、温、平、热之性，辨其君、臣、佐、使之义，尝一日而遇七十毒，神而化之，遂作方书以疗民疾，而医道自此始矣。

——《纲鉴易知录》

译文：

上古的先民生病了，却不知道用药物来治疗。炎帝（神农氏）开始尝遍百草的滋味，观察它们的寒、温、平、热等药性，辨别它们之间的君（药）、臣（药）、佐（药）、使（药）组方原则。曾经一天尝到了七十种毒药，但他都神奇地化解了这些药物的毒性。于是，炎帝把他观察的药性用法用文字记录，以便治疗百姓的疾病，医学之道从此开始。

项目二▶田野采百草

一、劳动情境

很多地区的种植园内都有大量可以入药的本草植物。每种植物都有自己的生长周期，并非一年四季都可以见到，为了加强大家对于这些本草植物的了解，种植园工作人员曾委托学校学生采集当季的植物，制成标本，放在种植园内。除了植物标本还需要有标本鉴定标签进行相应说明，方便前去参观的人们了解这些植物。

今天我们来到了本地著名的中草药种植园，一起来采集本草植物吧！

二、劳动准备

1. 采集工具　准备剪刀、镊子、标签纸、采集袋、采集本等工具。

2. 观察工具　下载识花手机 APP 或线上植物志，笔记本和笔。

3. 标本制作材料　准备标本夹、吸水纸、标本制作专用卡纸、针和线（通常为棉线或丝线）、剪刀、植物标本。

4. 鉴定制作材料　准备鉴定签和展示板。鉴定签卡片（通常使用硬质卡片纸或卡片库存）、铅笔或彩色笔、胶水或双面胶。

5. 搜集资料　通过查阅资料，了解种植园的背景信息，如种植物品种、种植方法、历史背景等。此外，可以准备一些相关问题，以便在参观过程中向工作人员提问。

三、劳动过程

任务一　参观本地室内、室外中草药种植园

1. 实地参观　根据年龄和兴趣，全班分成小组，参观室内、室外种植园，认真听工作人员讲解，了解种植园的布局、各种本草植物的种植区域划分等。

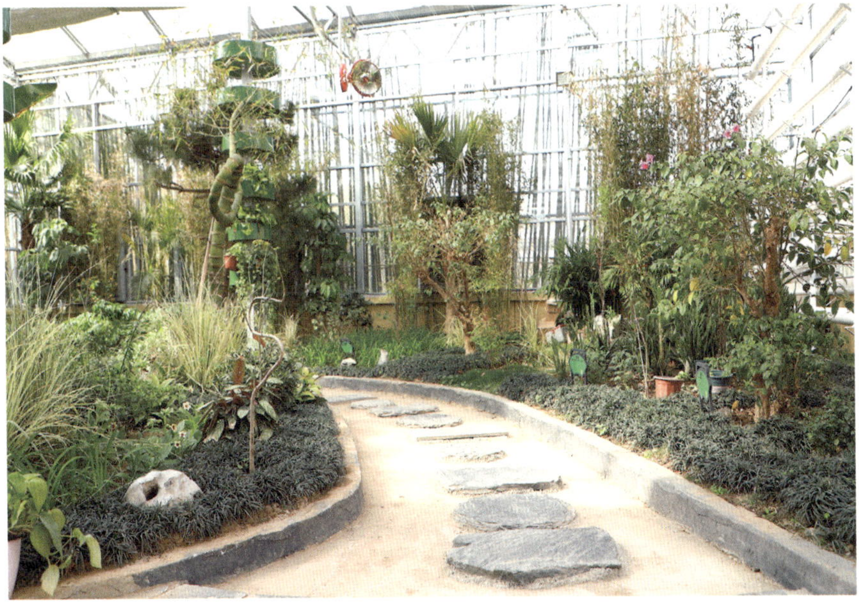

图 14　中草药室内种植区

2. 制作地图　参观结束后，各小组制作简易“植物地图”画在下边方框内，方便进行本草植物的采集。

本草植物地图

任务二　分组采集本草植物

全班分组用采集袋采集植物，每组采集 10 种不同的植物。

1. 选择合适植物 采集前，根据种植园里相关提示，选择园区中有代表性的植物，能够反映园区种植物的主要特征和用途。

2. 采集植物标本 在采集植物标本时，要注意选择完整、正常的植物，没有病虫害并且生长状况良好。木本植物可以剪取带花或果实的枝条。草本植物要采集完整植株，尽可能选择带有花或果的植株。高大的草本植物，可以分别剪取其上、中、下段作为标本。如果有条件，每种植物标本可采 3～5 份，不要过度采集。

3. 标本编号记录 采好的标本要进行编号，在号牌上写上号码，将号牌拴在标本的中部。同一时间、地点采集到的同一种植物，不管有几份，都为同一编号。认真记录采集标本的各项信息，如采集时间、地点、环境、海拔高度、植物的习性和各部分外形特征等。

4. 标本临时压装 植物标本编号记录后，去掉根部的泥土，压入标本夹，临时压装。对于较大的植物，可以将标本折成 V、N 或 W 形，弯折时注意，不要折断。将临时压装的标本带回学校，为制作标本做好充分准备。

注意事项：在采集植物标本时，要遵循植物园的规定和法律法规，尽量减少对植物园生态环境的影响。

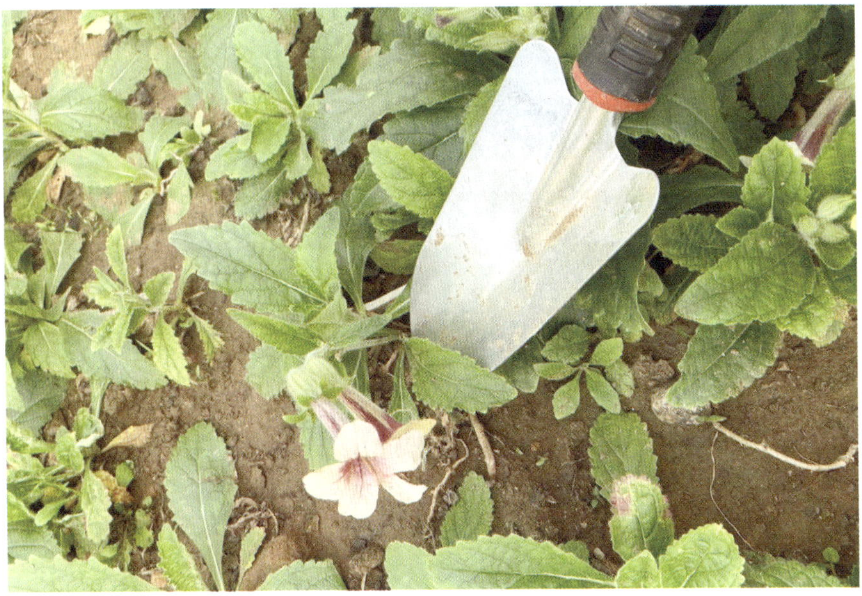

图 15 采挖植物标本

任务三　辨识鉴定采集到的本草植物

认真观察标本的各部分形态特征，利用识花手机 APP 或线上植物志等网络工具辨识所采集的植物，对照相应的描述，仔细辨别后，记录科属信息。对于不能准确辨别的植物，及时向老师或专业人员请教。

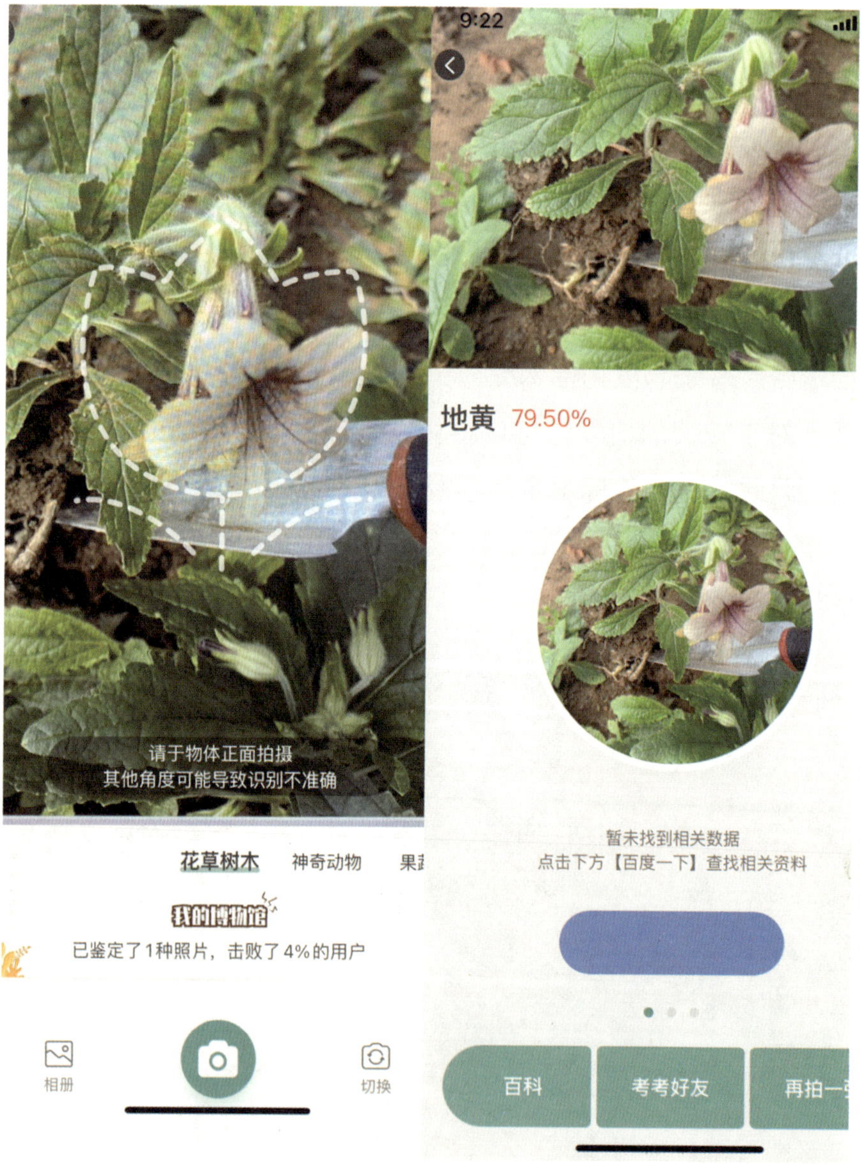

图 16　手机 APP 或线上植物志辨识植物

查找资料，了解采集的本草植物属于哪类中药材及其功效作用。

编号	植物名	中药名	照　片	

任务四　干燥采集的植物

每小组将采集的 10 株植物在学校劳动教室集中进行干燥处理。组长明确植物标本制作中干燥处理的步骤。干燥处理过程中定期发图片进行汇报，定期交流遇到的困难或问题。

1. 清洁植物　去除植物上的污泥和枯叶，保持植物标本的观赏性。

2. 压制植物　将植物标本整齐地放在干燥的吸水纸上，注意尽量避免将器官或叶片折叠或堆叠。压制时，一部分叶片背面朝上，以便观察叶片背面结构。每个标本之间用吸水纸和硬纸板隔开，然后放上标本夹并固定。

3. 定期换纸　每隔几天更换一次吸水纸，使标本保持干燥。大约 1 周后，植物标本干燥完成。在此期间，需要每天翻看标本压制情况，若发现吸水纸潮湿应及时更换，保持标本干燥。

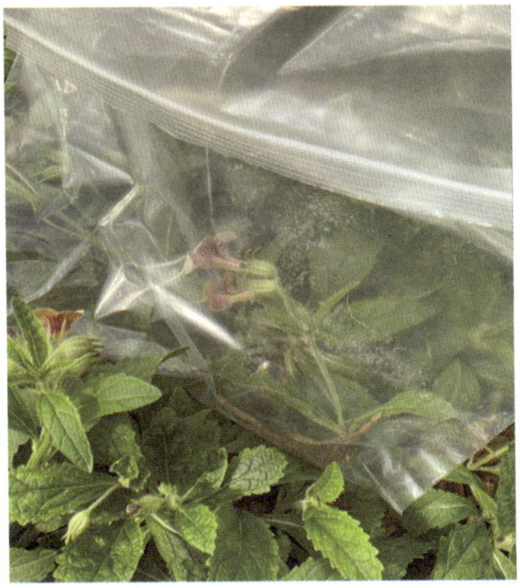

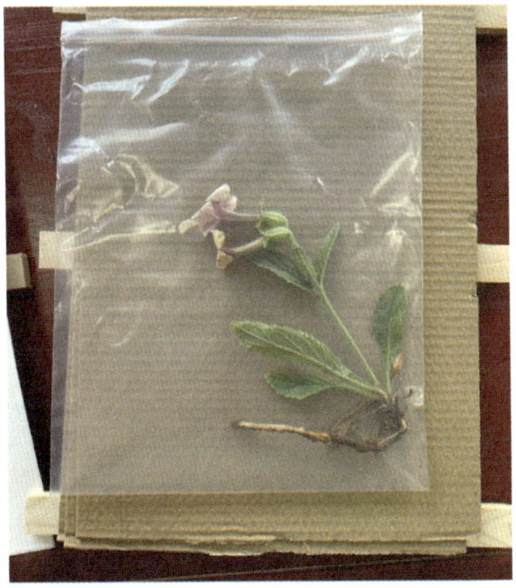

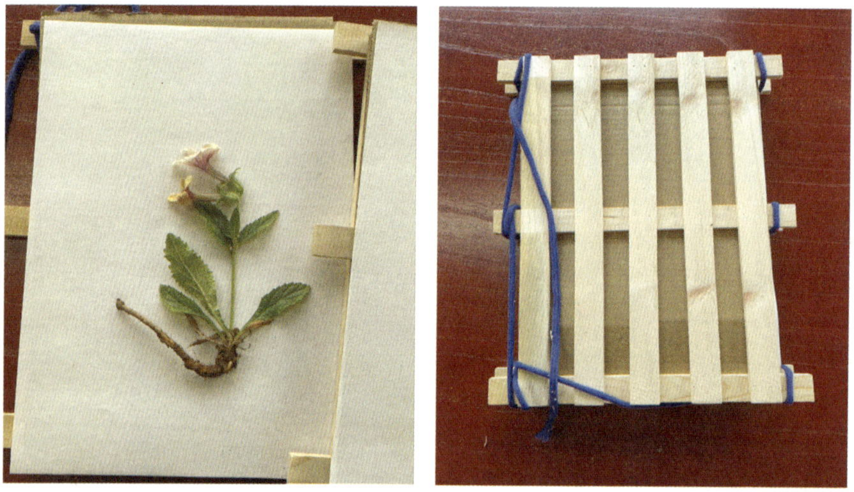

图 17　干燥处理

任务五　制作标本

班级同学集中观看标本制作视频，组长按照步骤尝试进行制作，其他组员观摩学习，制作成功后，两人为一队缝制各自进行干燥处理过后的植物标本。标本制作步骤如下。

1. 选择卡纸　根据标本的大小和形状选择标准的 A4 或 A3 卡纸。

2. 固定标本　将植物标本在卡纸上摆好位置，整理好植物形态，确保标本平整。用纸条或线固定标本，选好几个固定点，如枝、叶柄、花序等部位，将植物固定在卡纸上。

3. 缝制标本　使用针和线，只在茎、叶柄需要固定的位置缝 1 针，以防止标本脱落或移位。

4. 完成缝制　确保标本被牢固地缝制在卡纸上，没有松动的部分。剪掉多余的线头，并确保线迹整齐。

5. 标本压膜（非必须）　将标本放在压膜纸上，调整到一个美观的角度用压膜机进行压膜密封。

注意事项：缝制标本的具体步骤可能因植物的种类而有所不同。在缝制过程中，务必小心谨慎，以免损坏标本。

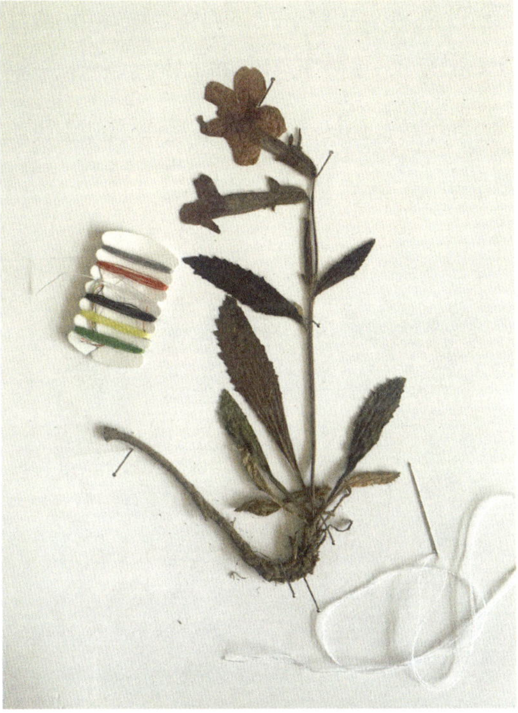

图18　缝制标本

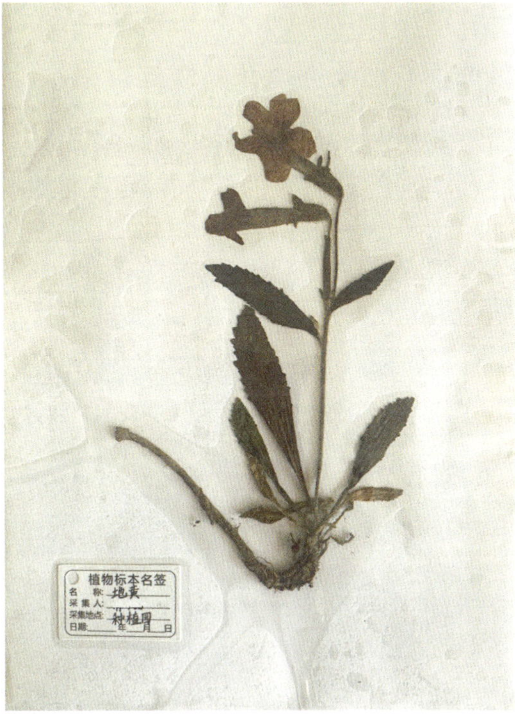

图19　标本压膜

任务六　制作并粘贴鉴定标签

标本制作成功后，小组成员制作并粘贴标本鉴定标签。

1. 设计鉴定标签　在鉴定标签卡片上绘制或书写所需的信息。大致包括标本名称（包括标本的中文名和拉丁学名）、采集日期、采集地点、采集人等。

2. 剪切鉴定标签　使用剪刀沿着设计好的边缘剪下鉴定签。确保边缘整齐，形状符合设计。

3. 粘贴鉴定标签　将胶水或双面胶涂在鉴定标签的背面。鉴定标签粘贴在标本的适当位置。通常，鉴定标签被粘贴在标本的右下角或左下角，以免遮挡标本的重要部分。

4. 添加额外标识（可选）　如果需要，可以使用标签纸添加额外的标识，如警示标签、保护标签等。

5. 干燥和整理　确保胶水完全干燥，以防鉴定签脱落。整理标本和鉴定签，确保它们整齐、清晰。

注意事项：制作和粘贴标本鉴定标签的具体步骤可能因个人喜好和制作目的而有所不同。在制作过程中，可以根据需要调整步骤和设计。此外，对于某些特定的植物，可能需要特殊的处理方法或工具来确保鉴定标签的准确性和美观性。压膜的标本需要在粘贴标本鉴定标签后再进行封压。

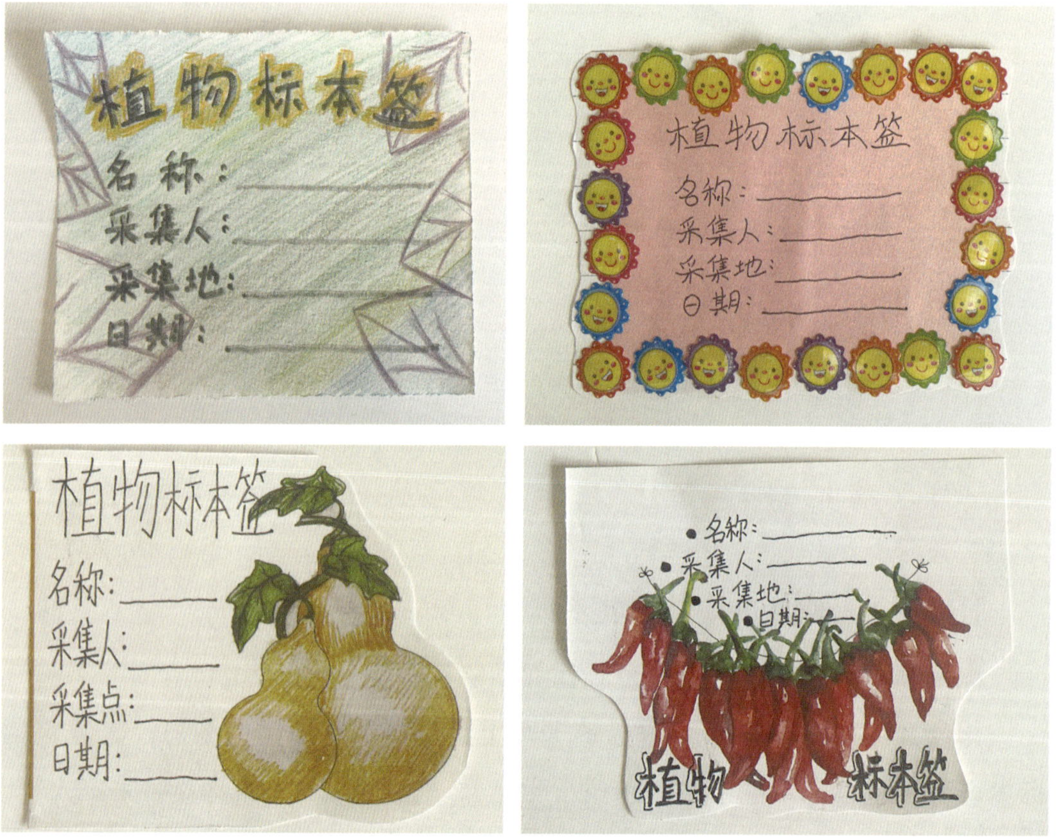

图20 植物标本鉴定标签设计示例

四、交流与反思

1. 评选最佳标本

（1）确定评选标准：评选标准可以包括标本的完整性、清晰度、制作技巧、创新性及鉴定信息的规范性和准确性等。

（2）展示和介绍：让每个学生或小组展示他们的标本，并介绍标本的制作过程和其特点。这有助于其他同学了解每个标本的独特之处。

（3）班级投票：由班级中的每个同学进行投票，选择他们认为最佳的标本。为了确保公平，可以采取匿名投票的方式。

（4）统计和宣布结果：统计投票结果，并宣布获得最多票数的标本为最佳标本。如果有多个标本票数相同，可以考虑并列获奖。

（5）颁发奖励：为获得最佳标本的学生或小组颁发奖励，以鼓励他们在今后的学习和实践中继续努力。

2. 反思交流总结　反思评比结果，交流制作植物标本的经验。总结中草药标本的采集和制作方法，提高制作水平。

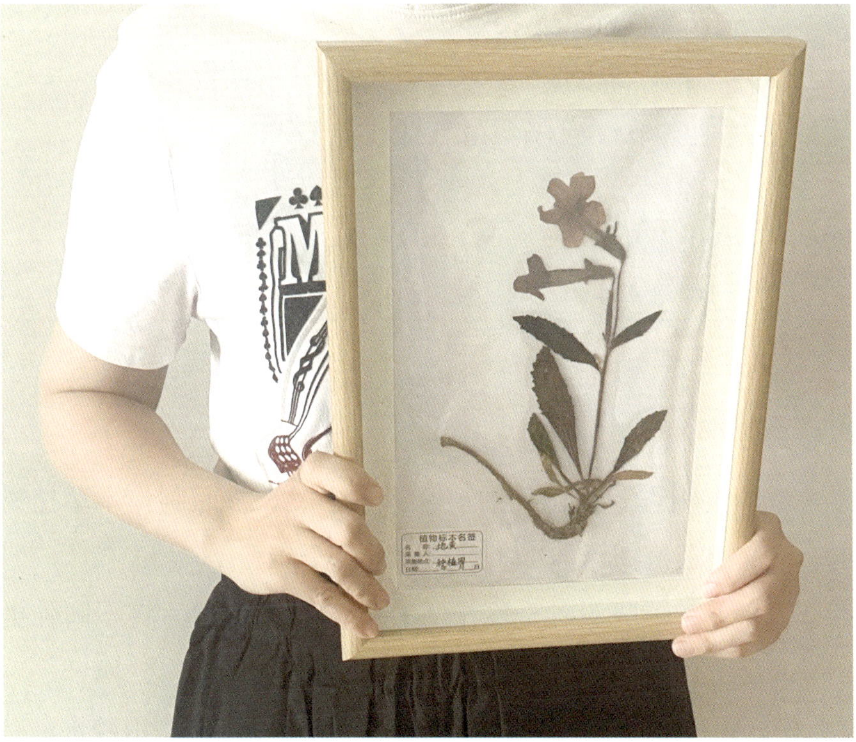

图 21　标本展示

五、劳动评价

请根据实际情况，完成下面的评价表。

评级维度	评价标准	自 评	组 评	师 评
劳动观念	懂得劳动光荣			
	积极进行采摘活动			
劳动能力	团结协作			
	了解采摘的注意事项			
	做好植物干燥保存工作			
	掌握标本制作方法			
劳动习惯和品质	劳动前做好规划和准备			
	劳动过程中注意安全			
	在规定的时间完成标本制作			
	爱惜植物，尊重劳动成果			
	展现出认真细致、有始有终的品质			
劳动精神	规范操作			
	主动克服困难			
	乐于学习			

六、劳动拓展

为家人或朋友制作一张精美的植物标本书签，参照制作本草植物标本的方法采集、干燥处理植物标本后，再做以下几个步骤。

1. 设计书签样式　先设计一个书签样式的草图，然后将不同种类植物的花、茎、叶或种子合理搭配，色彩和造型要尽量独特。

2 粘贴植物素材　将压平、干燥的植物根据草图设计，用胶水粘贴在卡纸上。注意卡纸的色彩、花纹与质地与植物素材相搭配。

3. 塑封书签　用塑封机将书签塑封起来，这样可以更长久地保存，不易损坏。

4. 穿丝带　在塑封好的书签上端中央处，用纸品打孔机打一个圆形小孔，穿一根小巧的丝带，丝带的色彩须与书签上的花草色彩相协调。

按照上述步骤，你就可以制作出自己的植物标本书签了。每一步骤都要注意细节，以保证书签的质量和美观。

项目三▶采花制香茶

一、劳动情境

自古以来，就有不少人认为“花者，乃本草之精华，花之气味芳香，芳香以解郁”，而花茶甘凉兼辛散之气，非常适宜在夏季品尝。当我们遇到烦心事或是困难的问题，不妨冲泡一杯，让其芳香洗涤浊气，赶走烦闷情绪。

今天我们就一同轻嗅芬芳，采花制香茶。

二、劳动准备

1. 材料准备　在种植园采摘当季鲜花 4～6 种（可以与本单元项目二合并采摘）。学校提供 5 种左右的干花（最好与采摘的鲜花不同），如菊花、金银花、蒲公英花、玫瑰花、茉莉花等。

2. 泡茶工具　准备制作香茶需要的器具，如水壶、茶杯等。

3. 场地　劳动教育专用教室等。

三、劳动过程

任务一　种植园采摘鲜花（推荐与本单元项目二合并采摘）

1. 在种植园采摘 4～6 种当季鲜花。先观察了解当季鲜花有哪些品种？哪些是药食同源的？了解有哪些花可以制作成香茶，哪些花不适宜制成香茶。可以查阅资料，也可以请教种植园里的老师，确定要采摘的品种。

2. 在征得种植园管理人员的同意后，采摘可以泡茶喝的鲜花 4～6 种。

注意事项：①采摘新鲜的当季花朵。最好选择花朵盛开的时候，尽量在早晨露水干后或傍晚时进行采摘，以保证花朵的新鲜度和香味。②制作花茶和制作标本采摘的鲜花不同，在采摘过程中需要更加注意安全和卫生，不破坏环境。

准备一个干净的玻璃瓶，最好用高温消毒并控干瓶内的水分。将采摘的鲜花进行挑选，去掉杂质和花梗，用清水漂洗干净。

任务二　观察感受香茶原料

观察并描述采集的鲜花和学校准备的干花，填入下面的表格中，为后面调配花茶打下基础。

鲜花 / 干花	原料名称	颜　色	香　气	味　道	功　效
鲜花	茉莉花	黄绿色	茉莉花香中隐隐有绿茶的清新香气，香气独特而持久，让人感到舒适和愉悦	醇厚鲜爽，回甘明显，回味无穷	
干花	金银花	淡黄色	香气清新怡人，主要是淡淡花香	甘醇鲜美，口感清爽	

任务三　配制、品尝香茶

1. 洗净新摘的鲜花。

2. 根据口感需要，尝试选择 1～2 种鲜花同 1～2 种干花进行搭配。

3. 将水烧开，凉至 80℃左右，泡制各种香茶，感受香气，品尝味道。

香茶名称	原料搭配	颜　色	香　气	味　道	推荐指数
金银菊花茶	金银花、菊花	淡绿色	香气清新自然，以菊花香气为主	清爽中略带甜味的口感	★★★★★

四、交流与反思

1. 同学间相互从外形、汤色等角度欣赏、品尝泡制的花茶。可以用“猜猜猜”的方式，通过品尝，猜猜用哪几种花材泡制的，小组内评选色香味俱佳的“香茶”。

2. 分享泡制过程中的趣事、体会。

五、劳动评价

请根据实际情况，完成下面的评价表。

评级维度	评价标准	自　评	组　评	师　评
劳动观念	懂得劳动光荣			
	积极制作香茶			
劳动能力	团结协作			
	了解制作香茶的原料和工具			
	掌握选择香茶原料的方法			
	冲泡时长、水温科学合理			
	保持桌面干净整洁			
劳动习惯和品质	劳动前做好规划和准备			
	劳动过程中注意安全			
	在规定的时间内完成香茶的制作			
	爱惜花茶，尊重劳动成果			
	展现出认真细致、有始有终的品质			
劳动精神	规范操作			
	乐于学习			

六、劳动拓展

了解各种花茶的养生价值及适合的人群。

小知识14　苏东坡与“香茶”

相传，苏东坡初到杭州出任知州时，闲来无事，便在一日寻了当地一寺庙游玩，说不定能偶遇大师一起谈经论道。

初到寺庙，寺中住持及僧人都不知道他的底细，就只把他当作普通来客对待。住持一边叫苏轼“坐”，一边随口吩咐小和尚：“茶。”于是小和尚端出来了一碗普通的茶。苏轼对此毫不在意，愉快地饮下。

而后，苏轼与住持稍事寒暄，住持十分诧异，感到此人谈吐不凡，并非等闲之辈，便将“坐”改成了礼貌的“请坐”，并再次叫小和尚“敬茶”，小和尚察言观色，奉上了一碗较好的茶水。

一番交谈之后，住持彻底为苏轼的才学所折服，问其来处，才知道他就是大名鼎鼎的苏东坡。住持顿时喜不自胜，能与大文豪对谈，感到受宠若惊，情难自禁地起身恭请苏轼:“请上座。”并再次吩咐小和尚:“敬香茶。”

一番交谈下来，不觉间已然夕阳在山，苏轼便起身告别。临别时，住持慕名请苏轼留幅笔墨作纪念，东坡略作思索后，便持笔将今日的亲身经历写成了一副趣味对联：

坐，请坐，请上座；

茶，敬茶，敬香茶。

住持看过这副对联，只觉面红耳赤，羞愧不已。

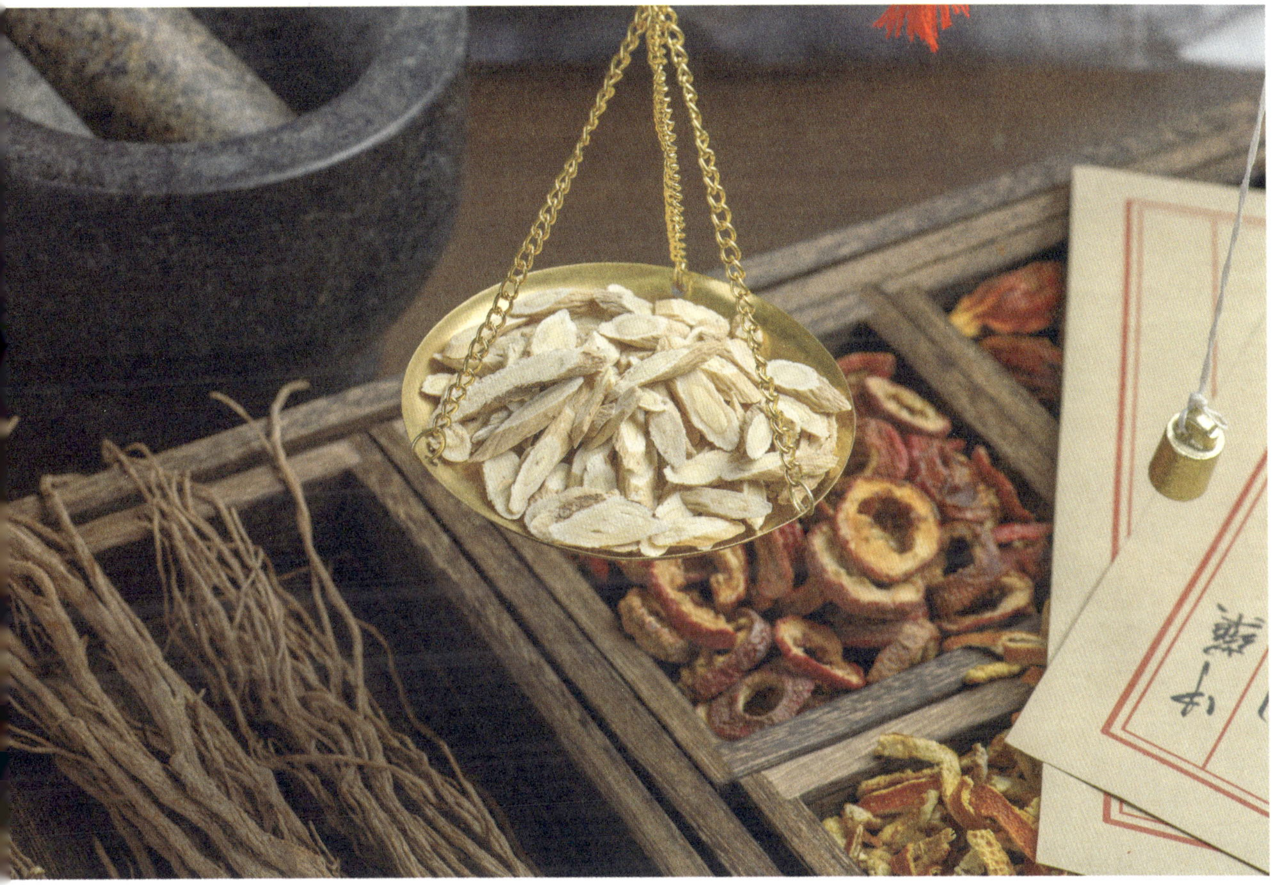

第 4 单元　精采细制

“秋采冬藏”，古人早已洞悉自然之韵律。秋天，是许多中草药成熟、药效最佳的时节。此时，我们走进中医药劳动课堂，不仅是为了学习采摘与炮制技艺，也是为了体验人类与大自然和谐共生的智慧。

在这个单元中，我们将踏入“百草园”。那里，大青叶翠绿、决明子金黄、丹参深紫……每一株草药都在向我们诉说着秋天的故事。我们将学习如何识别草药的品质，如何避免采摘过程中的损伤，更将亲手体验从采摘到炮制的完整过程。

精采细制，不仅是对草药的尊重，也是对生命的敬畏。在这个过程中，我们将学会如何晒干、炒制、研磨，使一片片普通的草药，变为具有神奇疗效的中药饮片或药丸。这不仅是对草药的升华，也是对我们自身技能的锤炼和提升。

这个单元，不仅是一次对中医药文化的探索之旅，也是一次对自然、对生命的深刻体悟。让我们在秋韵药香中，感受与大自然的亲密接触，体验精采细制带来的成就感与喜悦。

项目一▶收获生药

一、劳动情境

生药是指纯天然的、未经加工或只经简单加工的植物、动物和矿物类药材的总称。根据本草药用部分的不同，不同季节都有收获生药的机会。如桑树全身都是宝：早春可赏花，以叶入药为桑叶，春末夏初获其枝，入药为桑枝，夏季果飘香，以果穗入药为桑椹，秋季挖根去粗皮，以根皮入药为桑白皮。现在正值秋季，我们去百草园里看一看，能采收到哪些生药吧！

二、劳动准备

1. 收获工具　如小剪刀、篮子、铲子或锄头、磁石、研钵等。

2. 防护用品　如手套、口罩、帽子、防晒霜等。

3. 场地　联系可以采药的中草药基地。

三、劳动过程

任务一　了解本草的用药部位及收获方式

根据中药材的来源不同，可以分为植物药、动物药和矿物药三类。应用最广的是植物药，一部分是动物药，还有少数矿物药。植物药主要以植物的根、茎、叶、花、果实、种子等部分为药材，如枸杞子、银杏叶、板蓝根等。动物药以动物的骨、皮、角、胆汁、鳞片等部位入药，如鹿茸、牛黄、冬虫夏草等。

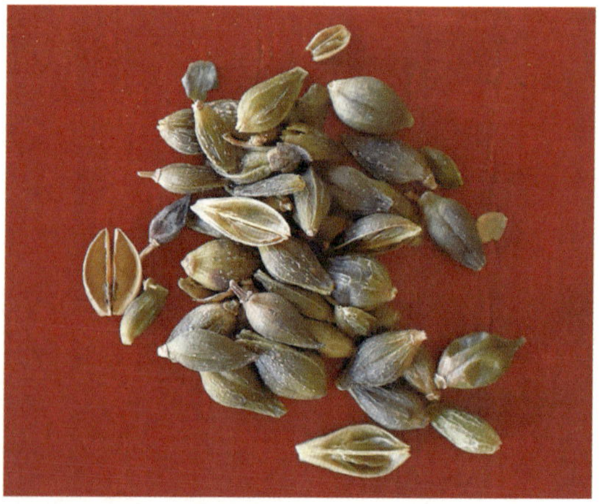

图22　连翘果

1. 在种植园内寻找本季节可以收获的生药种类

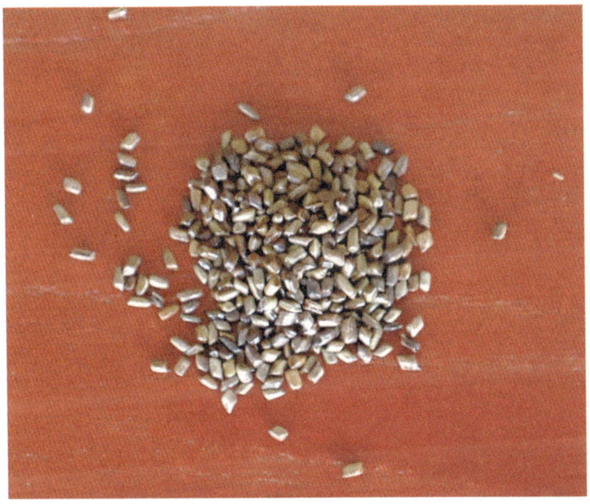

图 23　决明子

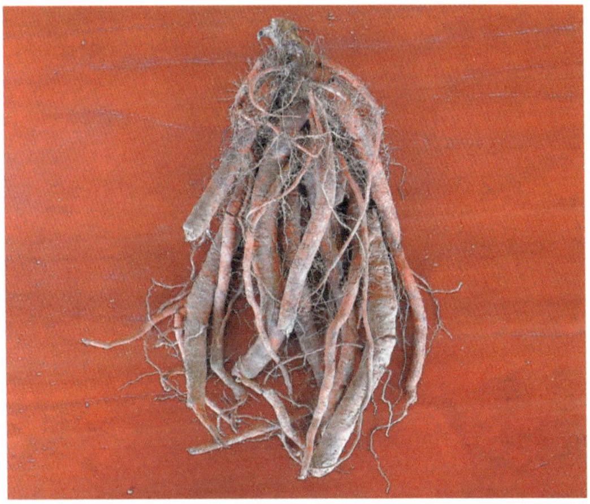

图 24　丹参

2. 了解生药功效与收获方式　通过询问老师或阅读相关材料，了解秋季常见药材的功效、用途及收获方式，认真记录并填写下表。

用药部位	植物的叶	植物的果或种子	植物的根或根茎	动物	矿　物
生　药	大青叶	连翘、决明子	板蓝根、丹参、黄精	蝉蜕	朱砂
识别其形态					
功效与用途					
收获方式					

任务二　收割大青叶，采摘连翘与决明子

1. 收割大青叶

（1）选择时机：大青叶指的是菘蓝的叶，其最佳收割时机通常是在植株生长旺盛、叶片饱满且颜色深绿的时候。一年夏秋可收割 2 次。

（2）收割方法：从植株的基部开始，将大青叶整片割下。注意动作要迅速且准确，避免损伤其他叶片或植株。

（3）后续处理：收割后的大青叶需要尽快进行干燥处理，可以选择阳光

充足的地方晾晒。

2. 采摘连翘

（1）识别连翘植株：连翘通常在秋季果实成熟时采摘，果实呈黄色或橙色。确保可以正确识别连翘植株，避免采摘错误。

（2）采摘时机：选择果实饱满、颜色鲜艳的时候进行采摘，通常在秋季。

（3）采摘方法：轻轻地将连翘果实从植株上摘下，注意不要损伤植株或果实。可以使用篮子或袋子收集采摘的连翘。

（4）后续处理：采摘后的连翘需要晾晒或烘干，以确保其保存和使用效果。

3. 采摘决明子

（1）识别决明植株：决明是一种豆科植物，其种子通常呈黄色或棕色。确保可以正确识别决明植株，避免采摘错误。

（2）采摘时机：决明的种子通常在秋季成熟，此时是采摘的最佳时机。

（3）采摘方法：摘取成熟的决明荚果，然后将决明的种子从豆荚中剥出。同样，可以使用篮子或袋子收集采摘的决明子。

（4）后续处理：采摘后的决明子需要晾晒或烘干，以去除多余的水分，便于保存和使用。

任务三　采挖板蓝根、丹参、黄精

1. 采挖板蓝根

（1）识别板蓝根植株：板蓝根即菘蓝的根，可以在收割大青叶后同时采挖。

（2）采挖方法：从板蓝根植株的旁边插入铲子，稍微向下用力，然后向板蓝根的主根方向挖，尽量保持根部的完整性。

（3）后续处理：挖出板蓝根后，清除其上的泥土和杂质，晒干。

2. 采挖丹参

（1）识别丹参植株：丹参的叶子呈羽状复叶，花朵为紫色。

（2）采挖方法：丹参的根系较深，采挖时要向下深挖，尽量挖出其完整的根部。

（3）后续处理：挖出丹参后，去掉其上的泥土和枝叶，晒干。

3. 采挖黄精

（1）识别黄精植株：黄精的叶子呈椭圆形互生（多花黄精）或狭披针形轮生（滇黄精），花朵为黄绿色或粉红色，识别出黄精的植株。

（2）采挖方法：黄精的根系较浅，采挖时要小心，避免损伤其根部。从植株旁边轻轻插入铲子，然后将黄精的根茎完整挖出。

（3）后续处理：挖出黄精后，去除须根、泥土和枝叶，晒干。

4. 注意事项

（1）在采挖过程中，避免损伤药材的根部，以免影响其药效。

（2）在采挖过程中，注意保护生态环境，避免对周围环境造成破坏。

（3）采挖完毕后，及时将药材晾晒或处理，避免其受潮或发霉。

任务四　蝉蜕采集

1. 采集前期准备　为确保蝉蜕采集的质量和效率，需要进行细心的准备工作。

（1）蝉蜕采集的最佳时机通常为夏季，是因为夏季是蝉类蜕皮的活跃期。

（2）采集的最佳时段为早晨或傍晚，这段时间气温较低，蝉蜕易于寻找，且不易受阳光影响而干燥。

（3）准备采集前，需要准备必要的工具。①手套：以保护手部免受刺伤。②袋子：用于存放采集到的蝉蜕。③小棍：用于敲打树木使蝉蜕落下。

这些准备工作的目的是确保能够高效、安全地完成采集任务。

2. 采集操作流程　在进行蝉蜕采集时，需要保持耐心和细致，确保采集到的蝉蜕质量上乘。

（1）选择蝉蜕较多的树木作为采集目标，如杨树、柳树等。

（2）在树木周围仔细观察，蝉蜕通常附着于靠近下部的树干、树枝或树叶上。

（3）较高处的枝叶可以使用小棍轻敲树木，使蝉蜕落下。务必注意安全。

（4）迅速收集蝉蜕并装入袋子。

3. 采集安全及质量控制　在进行蝉蜕采集时，需要遵循一些注意事项以确保采集的安全和高效。

（1）避免在阳光强烈时采集，以防蝉蜕干燥影响质量。

（2）仔细检查采集到的蝉蜕，确保其完整无损，无虫蛀或发霉等问题。

（3）注意个人安全，避免在树上攀爬或乱扔工具，防止意外发生。

4. 采集后处理　采集的蝉蜕需要及时处理，以便保存和使用。选择晾晒或烘干的方式进行处理，以确保蝉蜕的质量和药用价值。

蝉蜕具有清凉解毒、明目退热等功效，广泛应用于中药制剂和保健品等。遵循上述步骤和注意事项，可以确保采集的蝉蜕质量上乘，具备药用价值，从而满足市场需求。

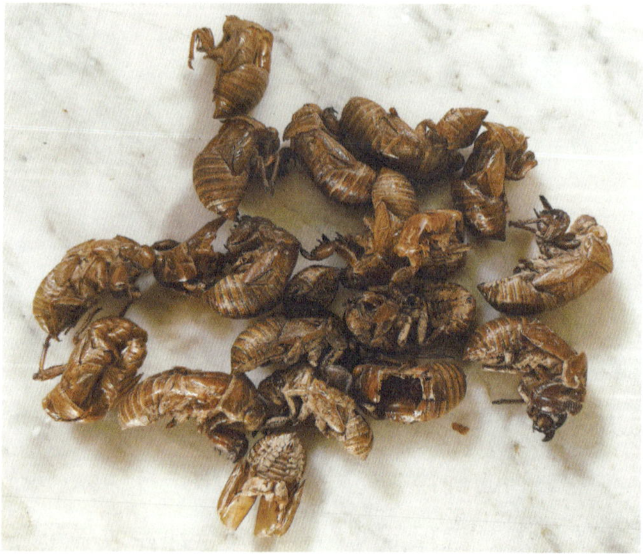

图 25　蝉蜕

四、交流与反思

1. 经验分享　不同用药部分采收的方式有何不同，分享采收技巧。

2. 药材知识交流　学生之间可以相互介绍自己所采收的生药药性、用途和注意事项，促进对中药材的了解。

3. 合作讨论　分组讨论如何更好地提高采收效率、减少浪费，并分享彼此在团队协作中的体会和收获。

4. 个人反思　总结在采收劳动过程中的收获体会，思考自身在技能掌握、团队协作、问题解决等方面的不足和进步。

五、劳动评价

请根据实际情况，完成下面的评价表。

评级维度	评价标准	自　评	组　评	师　评
劳动观念	懂得劳动光荣			
	积极收获生药			
劳动能力	团结协作			
	体验收获生药的技巧方法			
	采收的生药形状完好			
劳动习惯和品质	劳动前做好规划和准备			
	劳动过程中注意安全			
	在规定的时间内完成生药的采收			
	保护生态，具有可持续发展观念			
	展现出认真细致、有始有终的品质			
劳动精神	规范操作			
	主动克服困难			
	乐于学习			

六、劳动拓展

走进生药市场，调查了解当地生药市场的需求和物流供应情况。分析了解常见中药材的市场价格和销售渠道，以及作为一个消费者如何辨别中药材的伪劣。

小知识15　中药采摘小锦囊

中药材的采收，必须在有效成分含量最高的时节进行。很多中医名家早就强调了药物适时采收的重要性。孙思邈《备急千金要方》云："早则药势未成，晚则盛时已歇。"不同用药部位的中药在采收的时候，要求也大有不同。

1. 花类　花类药材在花蕾期或开放初期采集最佳。例如，旋覆花、菊花要初放时采摘；金银花、辛夷花要在含苞待放时采摘；槐花、公丁香、玫瑰花要在花蕾期采摘。花朵完全盛开后，花瓣易脱落，药物有效成分的含量也会降低。

2. 根和根茎类　大部分根和根茎类的药材，要在植物的秋冬休眠期，或者春季发芽之前采收，因地上部分开始生长时，往往会消耗根中储藏的养分。

不过也有例外，如柴胡、防风、明党参等春天采摘较好，延胡索、半夏、夏天无一般在谷雨和立夏间采挖。

3. 根皮和树皮类　根皮和树皮类药材多在清明到夏至时间采集，此时植物体内液汁较多、形成层细胞分裂迅速，树皮易于剥离，同时有效成分含量高。也有少量药材选择在冬季采收，如牡丹皮、地骨皮等。

需要注意的是，树皮类的中药，采摘的时候一定不要环剥树皮哦！

4. 全草类和叶类　全草类药材多在花期采收。叶类药材一般在植物生长最旺盛时采收。也有部分例外，如桑叶要经霜后再采收药效更好，枇杷叶、银杏叶则需叶子自然落地后再收集更佳。

5. 果实和种子类　大部分果实类药材在成熟时采集。当然也有少数例外，如青皮、青梅、枳实等，在未成熟时采收更佳。一些多汁浆果，要及时采收、加工，否则容易腐烂变质。一些干果、蒴果，如果成熟后会开裂散落，应该在成熟以前适时采收。种子类药材，必须等到完全成熟后方可采收。

6. 菌、藻、孢子类　菌类、藻类、孢子类药材的种类比较多，要按照各自的特点采收。例如，茯苓在立秋后采收质量较好，而马勃最好在子实体刚成熟时就采收，采收晚了则孢子飞散殆尽。

7. 动物类　虫类药物，必须精准掌握它们的孵化发育活动季节。例如，蝉蜕要在蝉蜕化之时收集；桑螵蛸应在螳螂还是虫卵的时候收集；蚯蚓在6—8月的活跃期捕捉较好；蜈蚣在清明节前后捕捉较好；有翅的昆虫，清晨露水多的时候易于捕捉；冬眠的动物就在它的休眠期捕捉。

8. 矿物类　矿物类药材，则随时可以采收，也可结合开矿进行。但是，药材的采收，应注意保护药源，不要造成生态环境的破坏。

小知识16　大青叶和板蓝根

大青叶和板蓝根都是中药材，它们在中医药学中有着紧密的联系。这两种药材都来源于十字花科的同一种植物，具体来说，它们都来自于菘蓝。菘蓝是一种二年生草本植物，其叶入药称为大青叶，而其根则称为板蓝根。

◎ 大青叶

来源：十字花科植物菘蓝的干燥叶。

性味与归经：味苦，性寒。归心、胃经。

功能与主治：具有清热解毒、凉血消斑的功效。用于温病高热、神昏、发斑发疹、痄腮、喉痹、口疮、痈肿丹毒等症。

◎ 板蓝根

来源：十字花科植物菘蓝的干燥根。

性味与归经：味苦，性寒。归心、胃经。

功能与主治：具有清热解毒、凉血利咽的功效。用于温毒发斑、舌绛紫暗、痄腮、喉痹、烂喉丹痧、大头瘟疫、丹毒、痈肿等症。

小知识17　蛇

世界上的蛇有3000多种，其中毒蛇有650多种。我国有200多种蛇，其中毒蛇五六十种。

蛇是一种体温随气温而变的变温动物，它本身没有完善的体温调节机制，故而，蛇也是较为脆弱的生物类群。

蛇的栖息环境因种类的不同而各不相同，有的生活在洞穴，有的生活在地面，有的生活在树上，有的生活在水中。蛇有定期蜕皮的习性。蜕皮之前，它会停止饮食并躲在某个安全的地方。旧皮从嘴部开始被撑开，然后，它的身体不断与粗糙的地面或石头摩擦，使尽力气从旧皮中穿出。

有些蛇虽然有剧毒，却全身都是良药。

蛇肉有活血祛风、除痰祛湿、补中益气的作用，对风湿性关节炎、肢体麻木、气虚血亏、惊风癫痫及皮肤瘙痒等症都有较好的疗效。

蛇胆、蛇骨、蛇蜕对偏头痛、风湿关节痛等症有较好的疗效。

蛇毒是毒蛇的毒腺中所分泌出的一种液体，有抗癌、抗凝、镇痛、止血的功效，价格很贵，是市场上十分紧缺的药材。

小知识18　朱砂

朱砂是一种常见的矿物药，又称丹砂、辰砂，自古以来在中医药学和道教文化中均占有重要地位。在明代李时珍的《本草纲目》中，有关于朱砂的详细记载。

朱砂在中医药学中有着广泛的应用。据《中国药典》记载，朱砂具有清心镇惊安神、明目、解毒的功效，可用于治疗心悸失眠、癫狂惊痫、口舌生疮等症状。朱砂有毒，不宜大量或长期服用。

项目二▶体验炮制

一、劳动情境

生药源自天然而资源丰富，但中药临床应用和成药制作一般不直接用生药，因生药多附有泥土和其他异物，或有异味，或有毒性，或潮湿不宜保存等，必须经过一定的加工炮制处理，达到药材纯净、矫味、降低毒性和干燥而不变质的目的之后才能入药，这是中医临床用药的一个特点，也是中医药的一大特色。

中药炮制技术是我国古代劳动人民长期生活实践经验的积累，是历代用药经验之结晶。它恰似一个被经验或临床试验控制的没有被打开的黑箱，你想不想也来尝试一下这项技术、探索和体验其中的奥秘呢？

二、劳动准备

1. 食材准备　生姜、干姜若干，红糖或白糖适量。
2. 烹饪工具　准备锅、炉灶、河砂、刀、砧板、碗、勺子。
3. 辅助材料　准备清水、手套等。

三、劳动过程

任务一　了解炮制原理

查阅资料了解炮制的基本原理和目的，理解炮制在中药应用中的重要性。

中药炮制是根据中医药理论，依照辨证施治用药的需要和药物自身性质以及调剂、制剂的不同要求所采取的一项制药技术，是中医药学的一大特色。常用中药加工与炮制技术主要包括对原药材净制、切制、炮制（炒药、炙药、煅药、蒸煮焯法、发酵、制霜法及其他制法等）三个环节。炮制是中药传统制药技术的集中体现和核心，经炮制后的药物，药效得到提高，不良反应降低，且方便存储，是中医临床用药的必备工序。

中药炮制在中医理论和运用中具有相当重要的作用，一是可以提高临床医疗的效果，即医生可根据不同的病因、病机、证候及患者的身体健康状态，有的放矢地选用恰当的炮制品，以增强方剂的准确性、可靠性和实用疗效。二是中药炮制可充分保证临床用药的安全性，可以降低或消除药物的不良反应，从而保证患者的生命安全。

任务二　炮姜制作

1. 准备干姜和炮制所需的河砂。

2. 取河砂（或建筑粗砂），先用粗筛筛去石子等大颗粒的杂质，再用细筛筛去粗一些的砂粒，然后置于 40 目网筛中用流水冲洗除去泥土与过细的砂粒。将上述干净的砂粒置炒锅内，用武火加热至滑利烫手状态时，投入干姜，不断翻动，炒至表面鼓起、酥脆时，取出，筛去河砂，放凉。

3. 观察干姜炮制后形态、色泽、气味的变化。

绘制生姜、干姜和炮姜的比较图表，包括形态、性味、功效等信息。

	生　姜	干　姜	炮　姜
形态	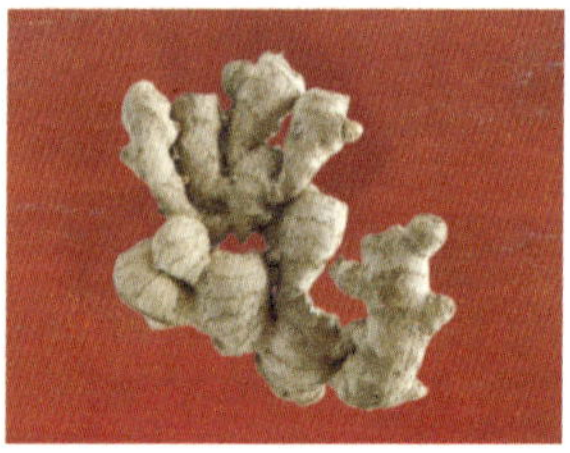	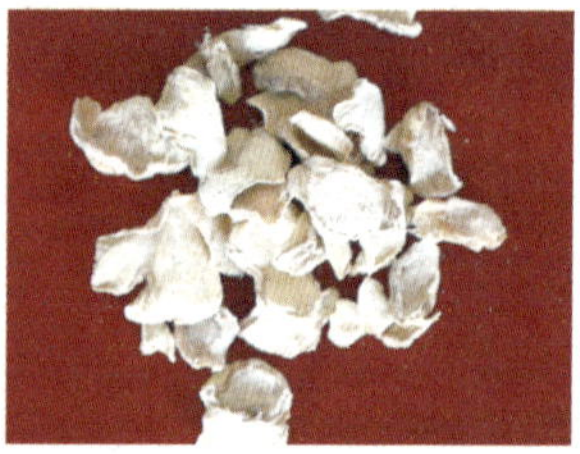	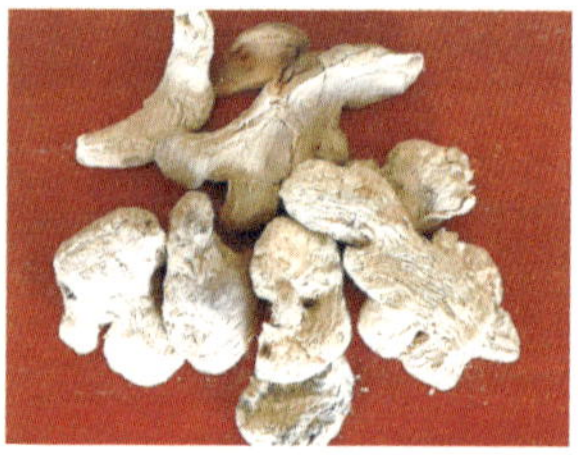
性味			
功效			

任务三　体验姜糖水制作

1. 使用生姜、干姜、炮姜分别制作姜糖水。按照相同比例加入水和红糖，煮沸后品尝并记录气味和口感有何不同。

2. 尝试在姜糖水中加入不同的配料，如红枣、枸杞、柠檬片等，探索个人喜欢的新口味。

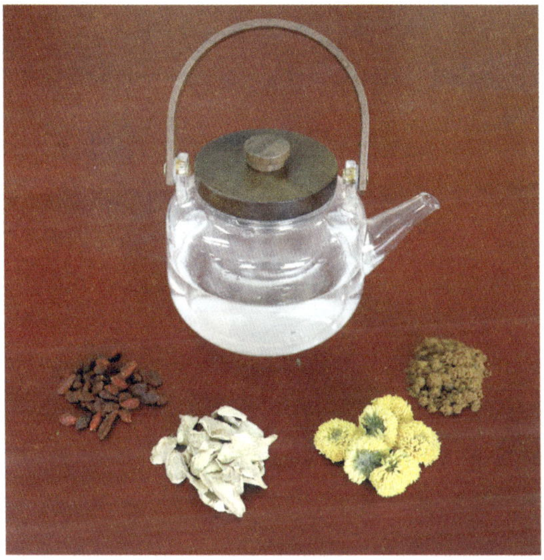

图 26　原料准备

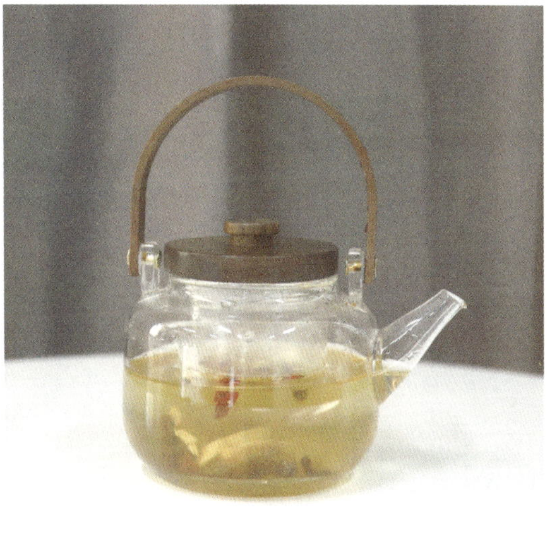

图 27　姜糖枸杞菊花茶

四、交流与反思

1. 展示、介绍自己的制作过程和成果。
2. 互动交流，提问和回答关于炮制的问题。
3. 邀请老师和其他同学品尝自制的姜糖水并给出反馈。

五、劳动评价

请根据实际情况，完成下面的评价表。

评级维度	评价标准	自　评	组　评	师　评
劳动观念	懂得劳动光荣			
	积极炮制生姜			
劳动能力	团结协作			
	了解炮制的作用与价值			
	体验炮制方法			

续表

评级维度	评价标准	自　评	组　评	师　评
劳动习惯和品质	劳动前做好规划和准备			
	劳动过程中注意安全			
	在规定的时间内完成炮制			
	展现出认真细致、有始有终的品质			
劳动精神	规范操作			
	主动克服困难			
	乐于学习			

六、劳动拓展

拓展 1：创意姜糖水制作大赛

学生自由发挥，利用不同的食材和调味品，创作自己的特色姜糖水。设立评委团，评选出最佳口感、最佳创意、最佳营养搭配等奖项。

拓展 2：姜糖水社区分享活动

学生将制作的姜糖水带到社区，与居民分享，并收集反馈。根据反馈调整姜糖水的配方和制作方法。

小知识 19　姜

在明代李时珍所著的医药学巨著《本草纲目》中，有关于生姜、干姜及其应用的大量记载。生姜被描述为一种具有散风寒、缓解头痛鼻塞、止呕等功效的草药。

生姜切片与红糖一同煮水，可制成姜糖水。姜糖水具有温中散寒、解表发汗、化痰止咳的作用，对于缓解风寒感冒、胃寒呕吐等有很好的效果。

在《神农本草经》中，干姜被列为中品药物，具有“温中止血，逐风湿痹”的功效。随着时间的推移，干姜的炮制方法和功效逐渐在历代本草中得到更加详细的记载和阐述，如《名医别录》《药性论》《本草纲目》等均有相关记载。

炮姜，又称为干姜的炮制品，是另一种中药材。其炮制方法历史悠久，早在元代就有“慢火炮裂”的记载。至明代，炮制方法更为多样，包括硇砂炒、童便炒黑、水浸火煨、慢火煨至极黑等多种方法。其中，“童便炒黑”被认为有止鼻衄、唾血、血痢、崩漏的功效。清代时，炮姜的品种更为丰富，如姜炭、炮姜炭、酒蒸炮姜等。现代的炮制方法则主要包括砂烫、炒炭等。

炮姜呈不规律平扁小块，具指状分枝，表面棕黑色或棕褐色。其性味辛、热，归脾、胃、心、肺经，具有温中散寒、回阳通络、化湿祛痰、温肺化饮的功效。主治脘腹冷痛、呕吐、泄泻、亡阳厥逆、寒饮喘咳、湿寒痹痛等。

项目三▶参观饮片加工厂

一、劳动情境

中药饮片指的是经过加工处理可直接用于中医临床的中药材。从天然的药材到出厂的饮片，需要工业化的净选、切片、炮制、包装等环节。你了解饮片加工厂对这些环节的操作吗？想不想去饮片加工厂参观，亲身参与饮片的生产过程，了解中医药的深厚底蕴，感受传统与现代科技相结合的魅力？那就让我们走进饮片加工厂，体验劳动实践课程带来的乐趣和收获。

二、劳动准备

1. 搜集资料　查阅相关资料，提前思考想了解和探究的问题。

2. 防护用品　进入饮片加工厂需穿戴劳动保护用品，如口罩、手套、工作服等（工厂提供）。

3. 场地　联系可以参观考察的饮片加工厂。

三、劳动过程

任务一　走进饮片加工厂

1. 参观饮片博物馆　让我们先到加工厂的饮片博物馆中，对饮片有一个初步的了解。在参观饮片博物馆时，要认真听讲解、做笔记，多思考。

在饮片博物馆内，我们可以了解全国道地药材分布，对当地的加工厂所生产的饮片品种有一个整体的感知。请同学们根据博物馆人员的讲解，从四个方面填写道地药材形成及山东省选择丹参、金银花等药材作为“鲁十味”进行推广的原因。

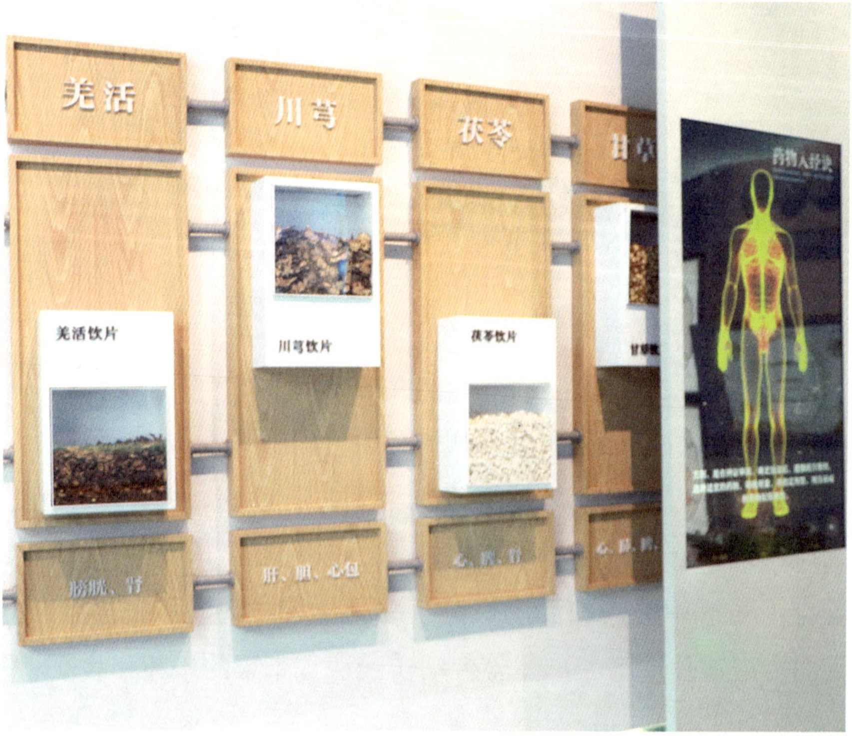

图 28　饮片博物馆

道地药材及“鲁十味”形成原因			
地理环境	种植历史	政策扶持	
山东省地处中国东部，地理环境多样，适宜多种药材的生长…			

我们了解了本地的道地药材，其他地区的道地药材又是什么样子的呢？请同学们继续参观饮片博物馆，根据馆内所标注的相关信息，各小组完成道地药材产区表，并以此为基础制作一张全国道地药材分布图，将各地区道地药材的名称在地图上进行标注。

道地药材	主要地区	主要药材
关药	主产地在山海关以北、东三省及内蒙古东部	人参、防风、五味子、鹿茸、细辛等
北药		
川药		
广药		
云药		
贵药		
怀药		
浙药		
华南药		
西北药		
藏药		

我绘制的全国道地药材分布图

在饮片博物馆真伪药材饮片鉴别区，通过工作人员的讲解，观看不同饮片的标本，各小组完成真伪饮片的鉴别并填写记录表，比一比谁是小小鉴别家。

序　号	饮片名	真　伪	鉴定原因
1号	赤芍	真	为类圆形厚片。外表皮棕褐色至黑褐色，切面棕黄色至黄褐色，偶见焦斑。皮部窄，木部放射状纹理明显，有的有裂隙
2号	浮小麦		
3号	五灵脂		
4号	地骨皮		
5号	骨碎补		

2. 参观饮片加工厂手工车间　通过在博物馆的参观，相信同学们对于饮片已经有了初步的认知，继续游览，到饮片加工车间看一看工人们又是如何手工加工的。

在手工加工车间，净选间的工人们正在有条不紊地进行筛选，去除饮片的非药用部分。切片间的工人们正熟练地将干燥的饮片切成均匀的形状。在炮制间，我们看到了炒药、炙药、煅药等不同的炮制方法。而在包装间，则是看到了工人们高效地将加工完成的饮片打包、密封。

在参观过程中，我们可以详细记录各个环节的操作流程，请同学们选择一项感兴趣的环节进行记录，有机会与该环节的工人进行交流，看一看你能从他们的身上学到些什么。

感兴趣的环节	该环节的手工操作流程	交流后的心得

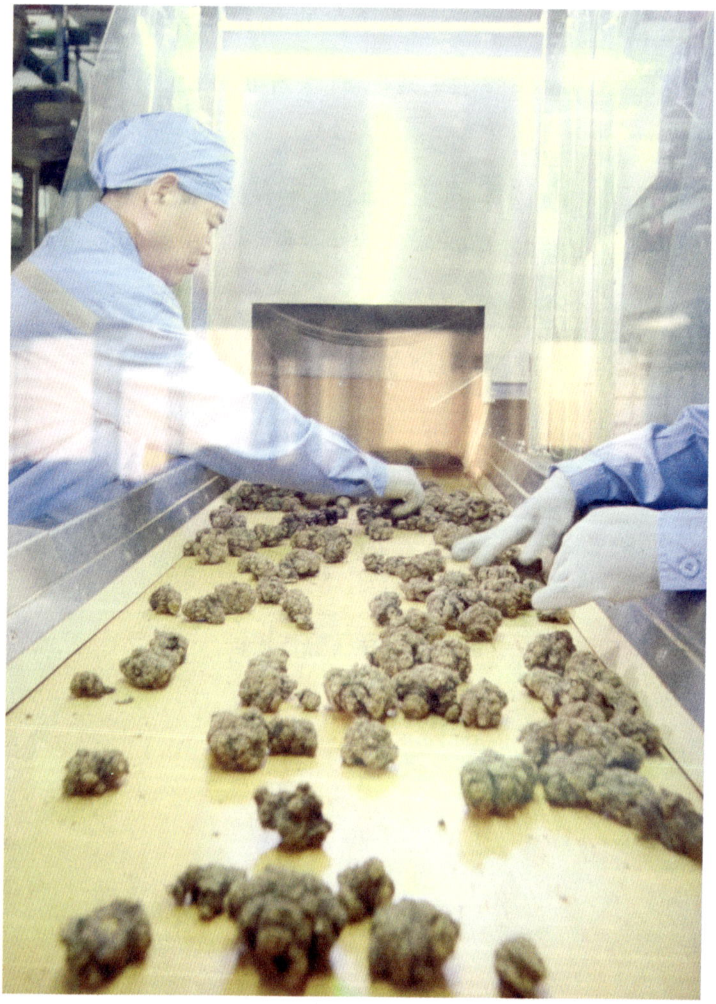

图 29　饮片工人手工净选流水线上的中药材

3. 参观饮片加工厂工业化生产车间　前面我们看到了工人们精益求精的手工操作，不过这只限于饮片制作任务较少时，而当饮片需要大规模生产时，工业化的设备便不可或缺。

让我们去工业化的饮片加工车间，观看专业人员采用现代化设备如切片机、减压真空干燥箱、高压灭菌柜等设备，如何进行饮片的切制、干燥、炮制、包装的，请同学们将工业化的操作环节绘制成流程图，充分体会工业化生产是如何保证质量，降低损耗，提高生产效率的。

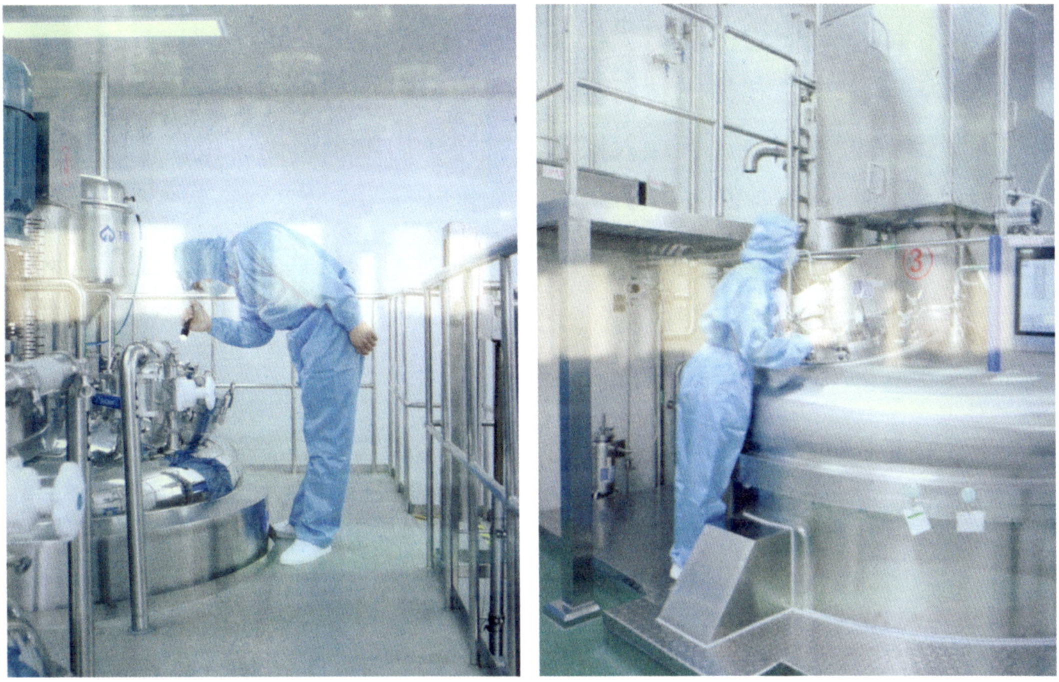

图 30　饮片工业化生产车间

流程图

任务二　探究饮片加工的奥秘

在参观环节中，相信同学们对饮片的加工有了初步的了解，但是关于具体的生产环节，还需要进行深入探究，请同学们以小组为单位，在饮片加工厂内继续调研，并完成以下子任务。

1.探究调查净选工艺中的质量控制要点　通过参观饮片加工厂生产车间，查阅相关资料，了解中药饮片净选工艺中去除非药用部位的方法及适用品种。

去除方法	适用品种	典型药材	示　例
去残茎	以根、根茎入药的药物；或以草质茎、地上部分、全草入药的药材	黄芩、当归、薄荷等	
去残根			
去皮壳			
去头尾翅			
去残肉			
…			

2.探究调查切制工艺的药材软化方法　通过参观饮片加工厂，查阅相关资料，了解饮片切制工艺中的前期准备，如药材软化常用的水处理方法及各种方法的适用品种。

饮片软化方法	类　型	适用品种	示　例
淋法	味芳香，质地疏松的全草类、叶类、果皮类和有效成分易随水流失	陈皮、薄荷、荆芥、枇杷叶等	
淘洗			
泡法			
漂法			
润法			
…			

3. 探究调查切制工艺常见饮片类型　通过参观饮片加工厂，查阅相关资料，了解饮片切制工艺常见类型、切制方法、规格及适用品种。

类　型	切制方法	适用药材	示　例
片	沿药材主茎切割	木质类及动物骨，鹿角、降香等；质地致密紧实，当归、白芍等	
丝			
段			
块			
颗粒			
…			

4. 探究调查饮片炮制工艺的方法　通过参观饮片加工厂，查阅相关资料，了解饮片炮制工艺中的常见方法及适用品种，并记录你参观的饮片加工厂使用了哪种炮制方法。

炮制方法			适用品种	示　例
炒法	清炒 / 加辅料	炒黄 / 炒焦 / 炒炭	芥子、槐花等 / 山楂、栀子等	
炙法				
锻法				
…				

5. 探究饮片包装核查原则　通过参观饮片加工厂，查阅相关资料，与包装工人学习交流，了解中药饮片的包装核查原则，以小组为单位看一看能否从饮片加工厂出厂的饮片外包装中找到标准信息。

《中药饮片标签管理规定》要求，中药饮片的内、外标签应当标注产品属性、品名、规格、药材产地、生产企业、产品批号、生产日期、装量、保质期、执行标准等内容。

饮片包装	标准信息	具体信息
	执行标准	
	生产日期	

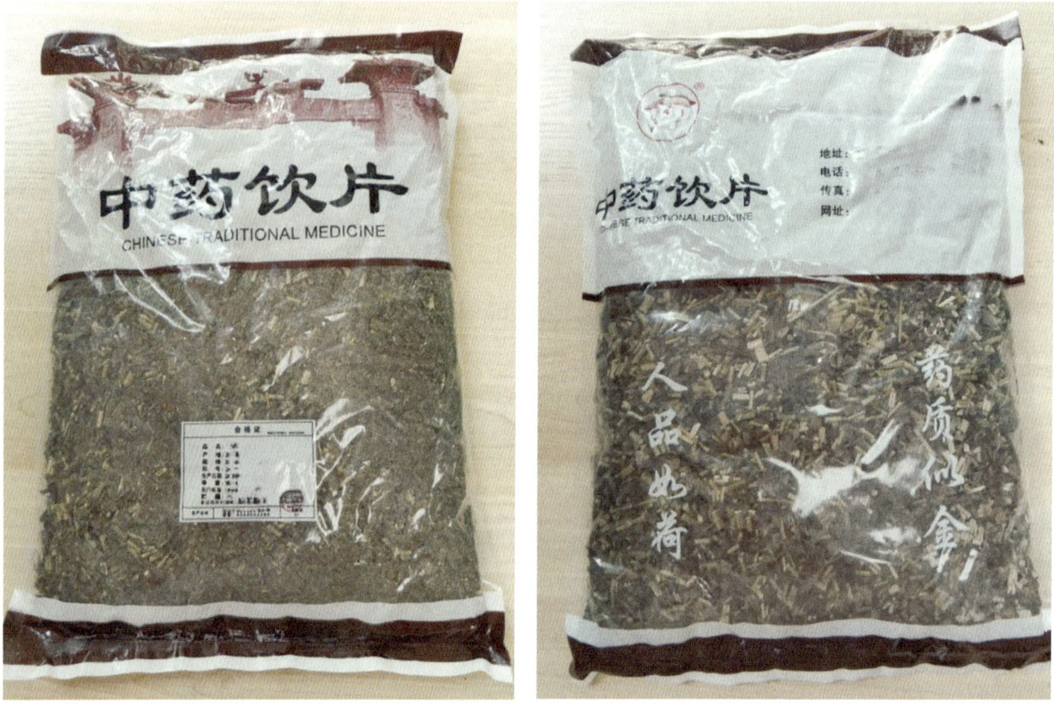

图 31　常见中药饮片外包装

任务三　体验饮片加工

在参观调研过程中，我们还有机会亲自上手，体验饮片的制作过程。通过亲身体验，我们对饮片的加工过程会有更深刻的理解，也能更好地感受中医药的博大精深与劳动的价值。

1. 净选中药　观看专业人员对饮片的净选，根据我们前期探究的净选工艺、正确选择饮片的净选方法，在规定时间内手工净选出符合标准的饮片，并根据净选方法不同进行分类记录。

饮　片	方　法	功　能	完成数量
丹参	去残茎	活血祛瘀，通经止痛，清心除烦，凉血消痈	
黄芩			

小组活动：以小组为单位进行协作，各组相互对比净选后的饮片是否符合标准。

2. 切制中药　观看专业人员对饮片的切制，根据我们前期探究的切制工艺、正确选择饮片的切制方法，在规定时间内手工切制出符合标准的饮片，并根据切制方法不同进行分类记录。

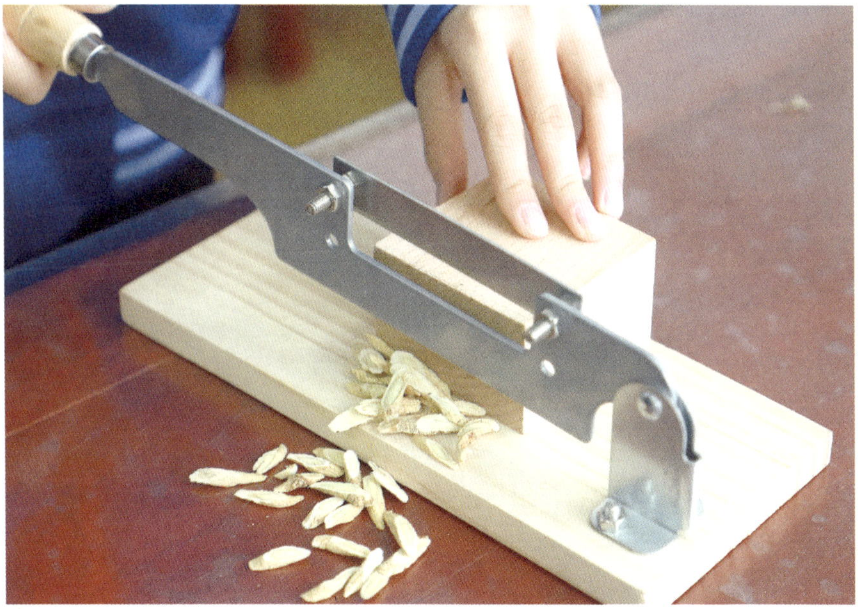

图 32　切制药材

饮　片	切制方法	切制要求	功　能	完成数量
阿胶	切块	8～12mm 的立方体	补血滋阴，润燥，止血	

小组活动：以小组为单位进行协作，各组相互对比切制后的中药是否符合标准。

3. 饮片包装　与外包工人学习交流，以小组为单位按照操作流程及标准规范，在规定时间内，采用手工的方式进行饮片外包装装盒，对比各个小组完成的数量与质量。

小　组	饮片包装型号	用　时	完成数量

四、交流与反思

1. 与同学分享净选、切制等劳动操作的感受。
2. 谈一谈手工制作饮片与工业化生产的不同及两者同时存在的价值。
3. 分享与饮片加工厂操作工人交流的体会，说一说自己的职业设想。

五、劳动评价

请根据实际情况，完成下面的评价表。

评级维度	评价标准	自　评	组　评	师　评
劳动观念	懂得劳动光荣，尊重劳动，尊重普通劳动者			
	积极参与实践操作			
劳动能力	团结协作			
	了解饮片加工流程、道地药材成因			
	掌握净选、切制饮片工艺的简单操作			
	了解炮制饮片的相关工艺			
	了解饮片包装标签的相关法规			
	保持桌面、车间干净整洁			
劳动习惯和品质	劳动前做好规划和准备			
	劳动过程中注意安全			
	在规定的时间内完成相关操作任务			
	爱惜中药，尊重劳动成果和劳动人民			
	展现出认真细致、有始有终的品质			
劳动精神	规范操作			
	主动克服困难			
	乐于学习			

六、劳动拓展

拓展 1：调研日常生活中的食品标签包装与饮片标签包装的不同。

拓展 2：查阅资料，除了你参观的饮片厂之外，国内还有哪些工业化净选、切制、干燥、炮制、包装等先进技术。

小知识 20　40 种常用中药材的主产地

1. 狗脊主产于福建、四川等地。
2. 绵马贯众主产于黑龙江、吉林、辽宁等地。

3. 辽细辛、北细辛与汉城细辛主产于吉林、辽宁、黑龙江等地；华细辛主产于陕西、河南、湖北等地。

4. 大黄、掌叶大黄主产于甘肃、青海；唐古特大黄主产于青海、甘肃；药用大黄主产于四川、云南。

5. 何首乌主产于河南、湖北、广西、广东等地。

6. 牛膝主产于河南武陟、沁阳等地，河北、山西等地亦产。

7. 银柴胡主产于宁夏、甘肃、陕西等地。

8. 附子主产于四川江油，陕西、云南等地亦有栽培。

9. 白芍主产于浙江，安徽、四川等地均系栽培。

10. 赤芍主产于内蒙古、四川及东北地区等。

11. 黄连、味连主产于重庆石柱、湖北利川；雅连主产于四川洪雅、峨眉等地；云连主产于云南德钦、碧江，西藏。

12. 延胡索主产于浙江东阳、磐安，陕西城固、江苏等地亦产。

13. 甘草主产于内蒙古、甘肃、新疆；光果甘草及胀果甘草主产于新疆、甘肃。

14. 黄芪主产于山西、黑龙江、内蒙古等地。

15. 人参主产于吉林、辽宁、黑龙江等地。

16. 三七主产于云南文山，广西田阳、靖西、百色等地。

17. 白芷主产于河南长葛、禹州市（禹白芷）和河北安国（祁白芷）；产于浙江、福建、四川等地，则习称“杭白芷”和“川白芷”。

18. 当归主产于甘肃岷县、武都、漳县等地，云南、四川等地亦产。

19. 防风主产于东北地区及内蒙古、河北。

20. 北沙参主产于山东、江苏、河北等地。

21. 龙胆主产于东北地区；三花龙胆主产于东北地区及内蒙古等地；条叶龙胆主产于东北地区；坚龙胆主产于云南。

22. 紫草、新疆紫草主产于新疆、西藏等地，内蒙古、甘肃等地亦产。

23. 玄参主产于浙江、湖北、江苏等地。

24. 地黄主产于河南温县、博爱、武陟等地，陕西亦产。

25. 巴戟天主产于广东、广西和福建等地。

26. 党参主产于山西、陕西、甘肃、四川等地及东北各地，潞党参主产于山西平顺、长治、壶关等地；素花党参主产于甘肃文县，西党参主产于四川南坪、松潘等地；川党参主产于四川、湖北。

27. 木香主产于云南，又称“云木香”；四川、西藏亦产。

28. 白术主产于浙江、安徽、湖北、湖南等地。

29. 茅苍术主产于江苏、湖北、河南等地；北苍术主产于河北、山西、陕西等地。

30. 泽泻主产于福建、四川、江西等地。

31. 川贝母主产于四川、西藏、云南、青海、甘肃等地。

32. 麦冬，主产于浙江慈溪、余姚、萧山、杭州者称“杭麦冬”，主产于四川绵阳地区者称“川麦冬”。

33. 山药主产于河南、山西、河北等地。

34. 郁金主产于浙江、广西、四川等地。

35. 天麻主产于贵州、云南、四川等地。

36. 苏木主产于台湾、广东、广西、福建等地。

37. 沉香主产于广东、海南、广西、福建等地。

38. 牡丹皮主产于安徽、四川、河南、山东等地。

39. 厚朴主产于四川、湖北、浙江、江西等地。

40. 肉桂主产于广东、广西等地。

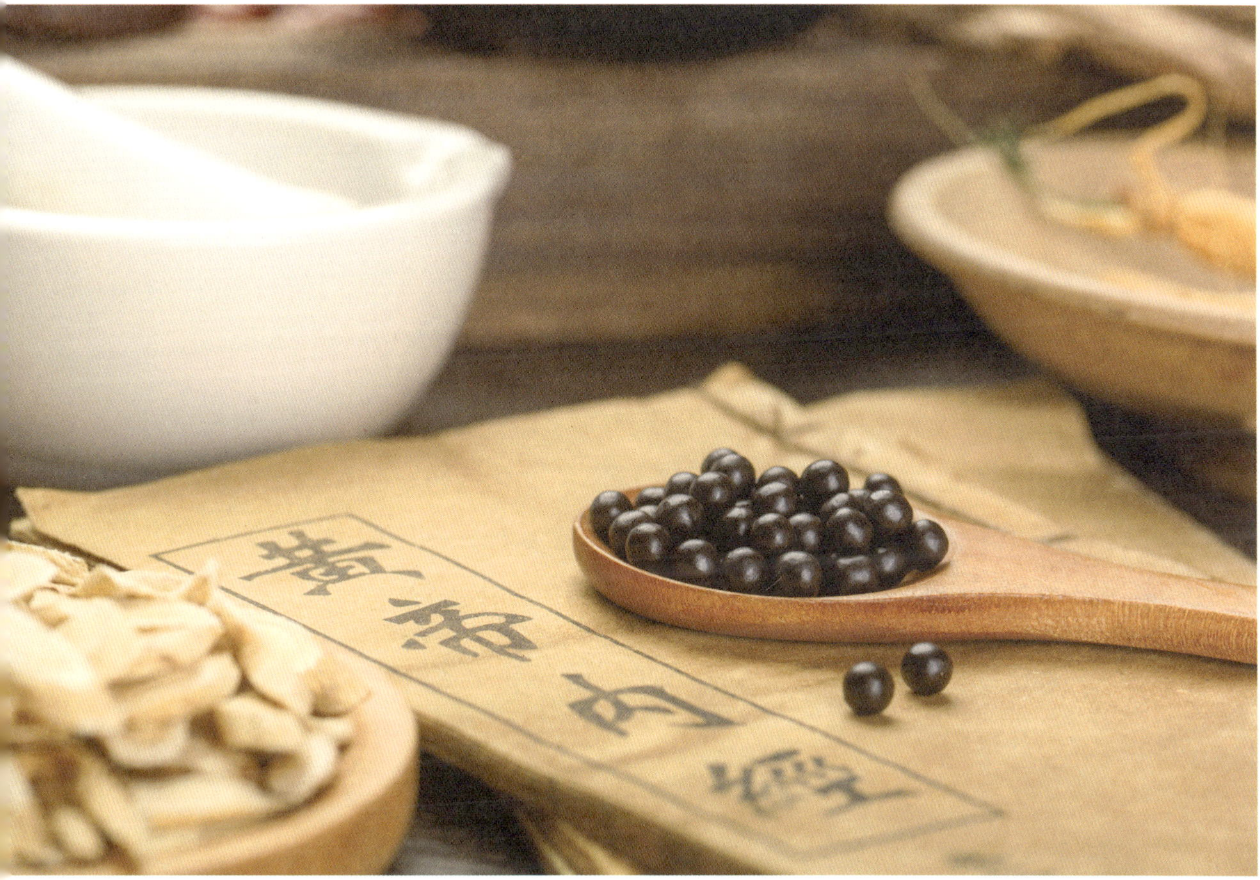

第 5 单元　和合成药

和合，在现代汉语中有和睦同心、调和、混合、汇合的意思。“和合”一以贯之于天人合一的宇宙观、协和万邦的天下观，和而不同的国家观、琴瑟和谐的家庭观、人心和善的道德观，在方方面面影响着每一个中国人，对中国文化的发展具有广泛而久远的影响。“和合”观是中国传统文化的基本精神之一，是中华民族先贤在实践中孕育的智慧。

从古至今，智慧的先人们早已发现，自然界的植物、动物和矿物中，蕴藏着治愈疾病的神奇力量。他们带着这种“和合”的理念将这些天然的元素，经过精心地挑选、炮制与配伍，最终形成了我们今天所说的“中成药”。这不仅是一种治疗疾病的手段，也是一种生活的智慧，一种对自然的敬畏与尊重。

在本单元中，我们走进和合成药的世界，感受它的魅力与神奇。我们将学习如何识别药材，了解它们的功效与用途；学习如何将这些药材进行配伍，使其发挥出最大的药效；还可亲手制作一些简单的成药，体验劳动的乐趣与价值。希望通过这些活动激发同学们对传统文化的兴趣与热爱，让大家更加珍惜与传承这份宝贵的文化遗产。

项目一▶体验传统成药制作

一、劳动情境

在传统医药文化中，成药制作是一门深具历史底蕴的手艺。传统成药作为中华民族智慧的结晶，不仅承载着深厚的文化底蕴，也体现了古人对健康的独到理解。为方便使用，人们把中药做成各种丸剂、散剂、冲剂、酒剂、酊剂、膏剂等，你想不想亲手体验一下成药的制作过程？

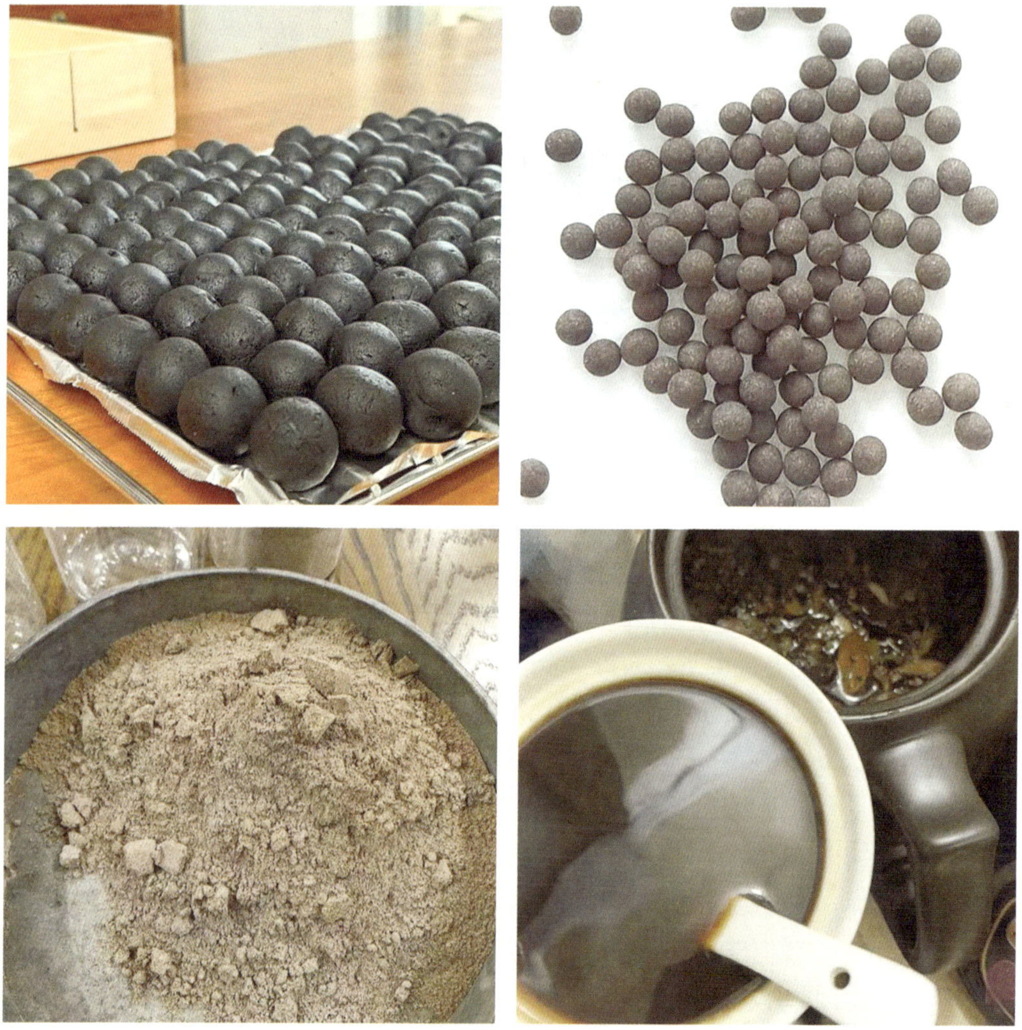

图 33　传统的中成药制剂

二、劳动准备

1. 搜集资料　查阅资料，了解国家中医药管理局发布的第一批、第二批《古代经典名方目录》。国家公布的经典名方目录网址如下：

第一批 https: //www.gov.cn/zhengce/zhengceku/2018-12/31/content_5429153. htm

第二批 https: //www.nmpa.gov.cn/xxgk/fgwj/gzwj/gzwjyp/20230901165919115. html

2. 材料准备　制作丸剂的草药（不超过 5 味药，不包含毒性药物）

3. 制作工具　准备制作丸剂需要的器具，如砂锅、火炉、研磨器具、搓丸器等。

4. 场地　如校内中医药馆或劳动教育专用教室等。

三、劳动过程

任务一　揭开丸剂的面纱

在中医药的世界里，丸剂是一种常见的剂型，将药材细粉或药材提取物加适宜黏合剂或辅料，制成的球形或类球形的固体制剂，是中成药最古老的剂型之一。根据黏合剂的不同，丸剂又分为蜜丸、水蜜丸、水丸、糊丸、浓缩丸、微丸等类型。丸剂，看似简单的一粒，却凝聚了历代医者的匠心与智慧，承载着古人对于药物形态与功效的深入探索。

丸剂有什么特点和优势？为什么要将中药制成丸剂呢？请查找相关资料或请教专业人士，将答案写在下面。

1. 丸剂的性状特点和适用范围是什么？

____

____

2. 为什么要将中药制成丸剂呢？

____

____

任务二　经典名方的选择

古代经典名方，是指目前仍广泛应用、疗效确切、具有明显特色与优势的医籍所记载的方剂。这些方剂是历代名医总结临床实践经验而创制或传承的，反映了中医药理论的精髓和智慧，具有以下几个特点。

经典性：这些方剂都来源于古代医籍，如《伤寒论》《金匮要略》《千金方》等，具有权威性和传统性。

系统性：这些方剂都遵循中医辨证论治的原则，根据不同的病因、病机、病证、体质等因素进行个体化诊断和治疗，体现了中医药学的整体观和辨证观。

复合性：这些方剂都由多种药物组成，通过合理的配伍和炮制，形成了各种各样的复方制剂，如汤剂、散剂、膏剂等，体现了中医药学的协同效应和多靶点作用。

灵活性：这些方剂都可以根据不同的临床情况进行增减或变化，以适应病情变化或个体差异，体现了中医药学的变通性和实用性。

根据国家中医药管理局发布的第一批、第二批《古代经典名方目录》，分组选取一个适合做成丸剂的经典名方（如下表示例）。

药方名称	处　方	制　法	功能与主治
大山楂丸	山楂 1000g 炒麦芽 150g 六神曲（麸炒）150g	粉碎成细粉，过筛，混匀；另取蔗糖600g，加水 270ml 与炼蜜 600g，混合，炼至相对密度约为 1.38（70℃）时，滤过，与上述粉末混匀，制成大蜜丸	开胃消食。用于食积内停所致的食欲不振、消化不良、脘腹胀闷
清咽丸	青黛 20g 冰片 20g 桔梗 100g 薄荷 100g 甘草 100g 诃子肉 100g 乌梅肉 100g 北寒水石 100g 硼砂（煅）20g	青黛、冰片研细，其余桔梗等七味粉碎成细粉，与上述粉末配研，过筛，混匀。每 100g 粉末加炼蜜 100～130g 制成小蜜丸或大蜜丸	清热利咽，生津止渴。用于肺胃热盛所致的咽喉肿痛、声音嘶哑、口舌干燥、咽下不利

续表

药方名称	处　方	制　法	功能与主治
六味地黄丸	茯苓 60g 泽泻 60g 山药 80g 牡丹皮 60g 酒萸肉 80g 熟地黄 160g	粉碎成细粉，过筛，混匀。用乙醇泛丸，干燥，制成水丸，或每 100g 粉末加炼蜜 35～50g 与适量的水，制丸，干燥，制成水蜜丸；或加炼蜜 80～110g 制成小蜜丸或大蜜丸	滋阴补肾。用于肾阴亏损，头晕耳鸣，腰膝酸软，骨蒸潮热，盗汗遗精，消渴

任务三　体验丸剂制作

1. 称量研磨　将处方中的药材称量并研磨成药粉。

2. 炼蜜　将蜂蜜先置于炒锅中，先用武火熬沸，然后改为文火慢熬，同时在旁边放一碗凉水，并注意观察蜂蜜的颜色，当发现蜂蜜泛黄沫时，用一根竹筷在蜂蜜中沾上一滴，然后把竹筷挪到凉水碗上方，让蜂蜜滴入水中，如果蜂蜜在水中不散开而沉底（即“滴水成珠”），蜂蜜即已炼好。

3. 药蜜混合　按比例将任务二中研磨好的药粉与炼好的蜂蜜混合，边加入边搅拌。观察药蜜混合后的状态变化，调整比例以达到最佳成型效果。

4. 搓药丸　使用芝麻油或花生油点于掌心，将药团搓成长条状，然后使用搓丸器进一步搓成药丸。讨论并实践如何使药丸表面光滑、大小均匀，提高其美观度。

请其他小组进行评价和建议，促进彼此之间的交流和学习。

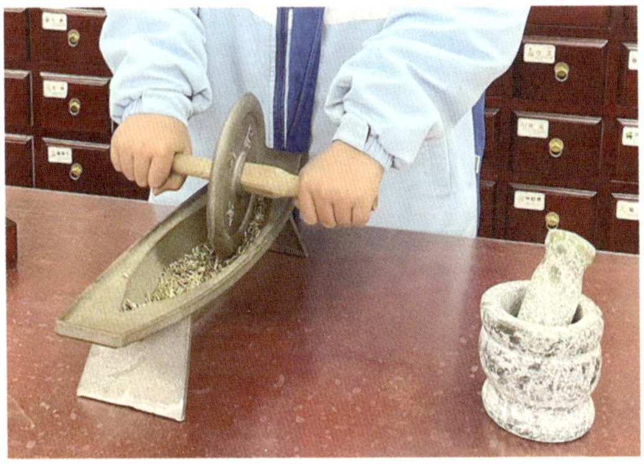

图 34　研磨药材

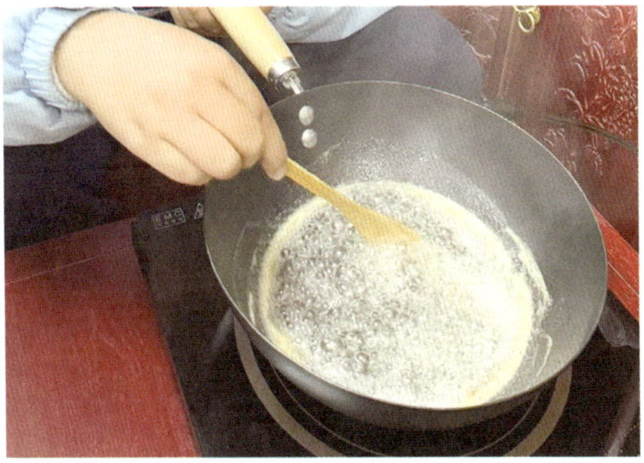

图 35　炼蜜

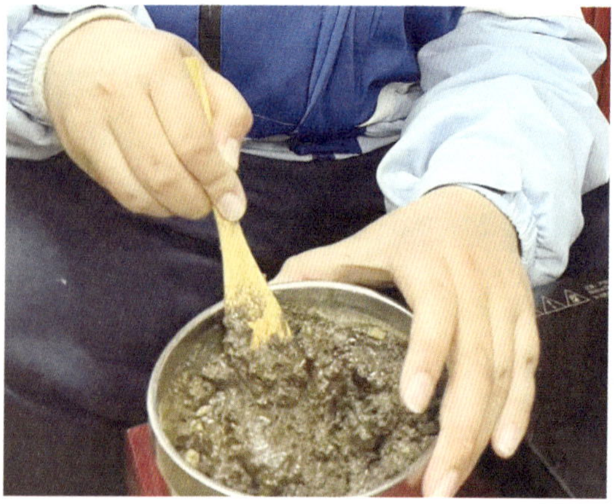

图 36　药蜜混合

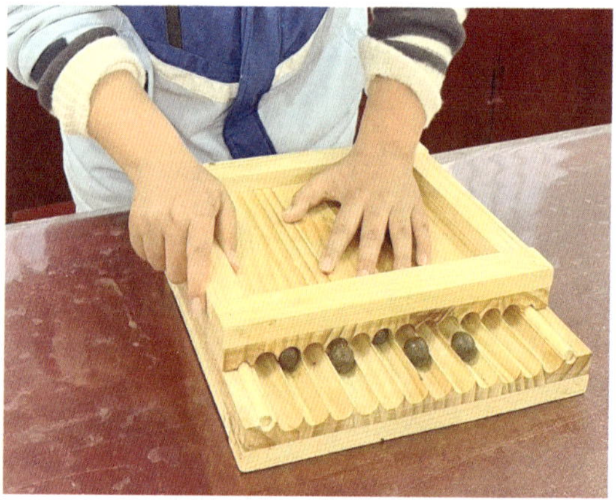

图 37　搓丸器搓药丸

四、交流与反思

1. 各组将自己制作的中药丸作品进行展示，并分享制作过程中的经验和技巧。

2. 体会古代劳动人民的智慧，交流整个劳动过程的收获和感受。

五、劳动评价

请根据实际情况，完成下面的评价表。

评级维度	评价标准	自　评	组　评	师　评
劳动观念	懂得劳动光荣			
	积极制作药丸			
劳动能力	团结协作			
	了解制作丸剂的原料和工具			
	掌握选择丸剂药方的方法			
	炼蜜过程科学合理			
	掌握搓丸的技巧			
	保持桌面干净整洁			

续表

评级维度	评价标准	自 评	组 评	师 评
劳动习惯和品质	劳动前做好规划和准备			
	劳动过程中注意安全			
	在规定的时间内完成药丸的制作			
	爱惜药丸，尊重劳动成果			
	展现出认真细致、有始有终的品质			
劳动精神	规范操作			
	主动克服困难			
	乐于学习			

六、劳动拓展

学习其他中药剂型（如汤剂、散剂等）的制作方法。

中药汤剂的煎熬步骤：首先，将一剂药物放入砂锅中，用清水浸泡半小时以上；然后，放入适量的水盖好锅盖；接着，用大火烧开后改小火继续煎煮 20 分钟，把煎好的药汁倒入碗中备用；最后，用同样的方法煎煮 1 次，将两次煎好的药汁放入一起摇匀，平均分成 2 份，分早晚服用。这样煎出来的药物药效足，可使治疗效果发挥到最佳。

项目二▶探访药店

一、劳动情境

在繁忙的都市中，中药店以其独特的售药形式延续着传承千载的本草精髓。走进中药店，一排排药柜整齐地陈列着各式各样的中药材，从常见的枸杞、黄芪，到名贵的人参、鹿茸，每一味药材都承载着深厚的中医药文化。

作为一名对中医药文化感兴趣的学生，请你踏入一家充满中草药香气的药店，开启一场关于中药的探寻之旅吧。

二、劳动准备

1. 药店选择　查找学校或小区附近中药药店或有中药售卖的药店，确定要探访的药店。

2. 活动清单　列出你希望在药店中了解的问题或体验的活动，如药材辨识、煎煮演示等。

3. 观察工具　准备笔记本、相机或手机等，用于记录药店的环境、药材和与店员的交流内容。

三、劳动过程

为了更好地了解中药，增强对中药及中医药文化的认识，我们将深入药店进行探访活动。通过实地参观、访谈和问卷调查等方式，深入了解中药店的日常工作、常见中药制剂类型等方面的情况，并完成调查报告。

任务一　探索中成药制剂类型

当我们走进一家药店，在中成药售卖区各种中药制剂琳琅满目，从丸、散、膏、丹到片、胶囊、颗粒、口服液等，它们都是中医药文化的瑰宝。今天，请你来探索这些常见的中药制剂在药店是如何陈列的？包括哪些类型？观看包装说明或请教工作人员，比较它们的特点和制作工艺，完成调查报告。

常见的中成药制剂类型

制剂类型	性状特点	服用方法	适用人群	药名举例	备　注
丸剂					
散剂					

续表

常见的中成药制剂类型					
制剂类型	性状特点	服用方法	适用人群	药名举例	备　注
膏剂					
丹剂					
片剂					
胶囊					
颗粒					
口服液					
其他（　　）					
我的发现：					

任务二　调查了解汤药及饮片

采访药店的工作人员，向他们了解药店的经营范围、从业资格、经营状况、常来光顾的人群特点及患者在本药店获取汤药及饮片的过程及服用方法等问题。

观察来店的顾客，了解他们买药类型，在药店买的原因。采访他们在本药店是否获取过汤药及饮片，如果有，需要什么样的流程，怎么服用等。

通过观察与采访，完成如下调查报告。

________药店调查报告		
调查人：	探访时间：	被访者：
1. 本药店的经营特色： ________________ ________________		
2. 在药店获得中成药的过程： ________________ ________________		
3. 在药店获得汤药及饮片的过程： ________________ ________________		
4. 煎煮中药的方法步骤及注意事项： ________________ ________________		
5. 服用中药的禁忌： ________________ ________________		
我的发现： ________________ ________________		

四、交流与反思

探访结束后，请与同学们分享你的所见所闻和感受。

1. 展示你所了解的制剂类型，并分享其独特的特点和用途。

2. 交流患者获取汤药的过程及服用方法的认识。

3. 交流在探访过程中的发现和收获等。

五、劳动评价

请根据实际情况，完成下面的评价表。

评级维度	评价标准	自　评	组　评	师　评
劳动观念	懂得劳动光荣			
	积极做好探访记录			
劳动能力	团结协作			
	了解中药店的结构布局			
	了解不同中药制剂的特点			
	掌握中药煎煮的技巧			
	学习正确服药方法			
劳动习惯和品质	劳动前做好规划和准备			
	劳动过程中注意安全			
	注意交流礼仪			
	调查过程中做好实时记录			
	展现出认真细致、有始有终的品质			
劳动精神	规范操作			
	主动克服困难			
	乐于学习			

六、劳动拓展

拓展 1：你探访的中药店或中药售卖区要想经营得更好，还需要增加或改进哪些服务？

拓展 2：探访综合性药店，比较中药和西药在类型、功能等方面有哪些不同？

项目三▶参观现代中药制造厂

一、劳动情境

现代中药制药厂代表着传统中药生产的发展趋势，在技术创新、生产管理、市场开拓等方面都展现出了现代化的特征，为人们的健康生活提供了更多优质的中药选择。今天我们将走进专业的现代中药制造厂，深入了解车间生产的各个环节，探寻传统中药制作在现代社会的发展演变。让我们一起走进这个神秘而又充满活力的领域，感受现代中药制作的神奇。

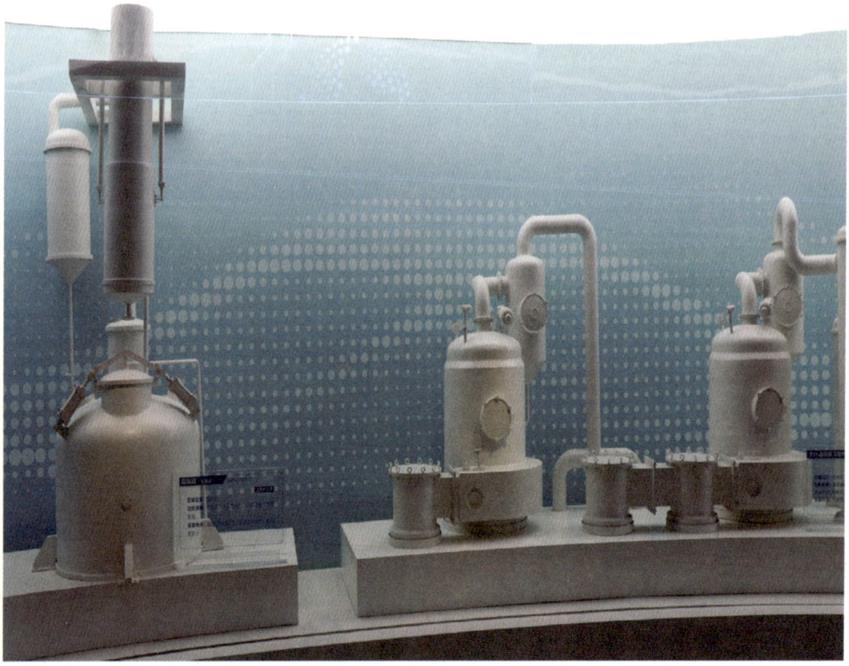

图 38　现代中药制药厂生产设备

二、劳动准备

1. 搜集资料　了解中药制作步骤，提前思考传统中药制作与现代中药制作的差别、现代中药制作与西药制作的差别等问题。

2. 防护用品　准备劳动保护用品，如口罩、手套、工作服等（工厂提供）。

3. 安全教育　参观现代中药制造厂前，针对必要的安全知识，对学生进行专门培训，保证参观过程的安全、有序。

4. 场地　联系可以参观的现代中药制药厂，并确保参观的现代中药制药厂具备良好的生产环境，符合卫生标准。

三、劳动过程

任务一　参观企业中医药文化展厅

首先，我们来到的是企业中医药文化展厅，跟随讲解员的脚步，系统了解中医药上下五千年形成的医理、医术、医药、医道等博大智慧及独特优势；全面认识名医、本草、诊治养生等中医药知识之瑰宝；针对性地了解预防、康复、治未病等进行自我健康管理方面的理念、方式、方法；见证中医药在发展过程中演变、升华、传承、创新等奥秘。在参观过程中，我们要认真听讲解、做笔记，多思考。

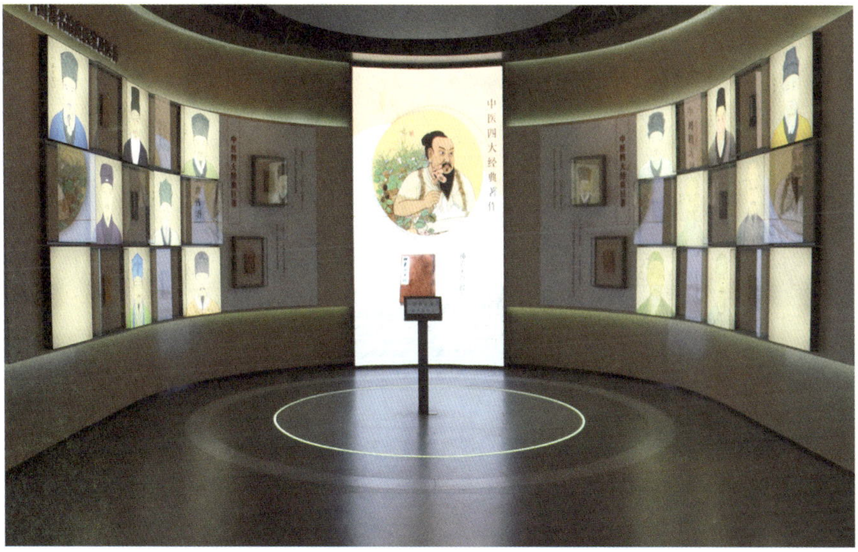

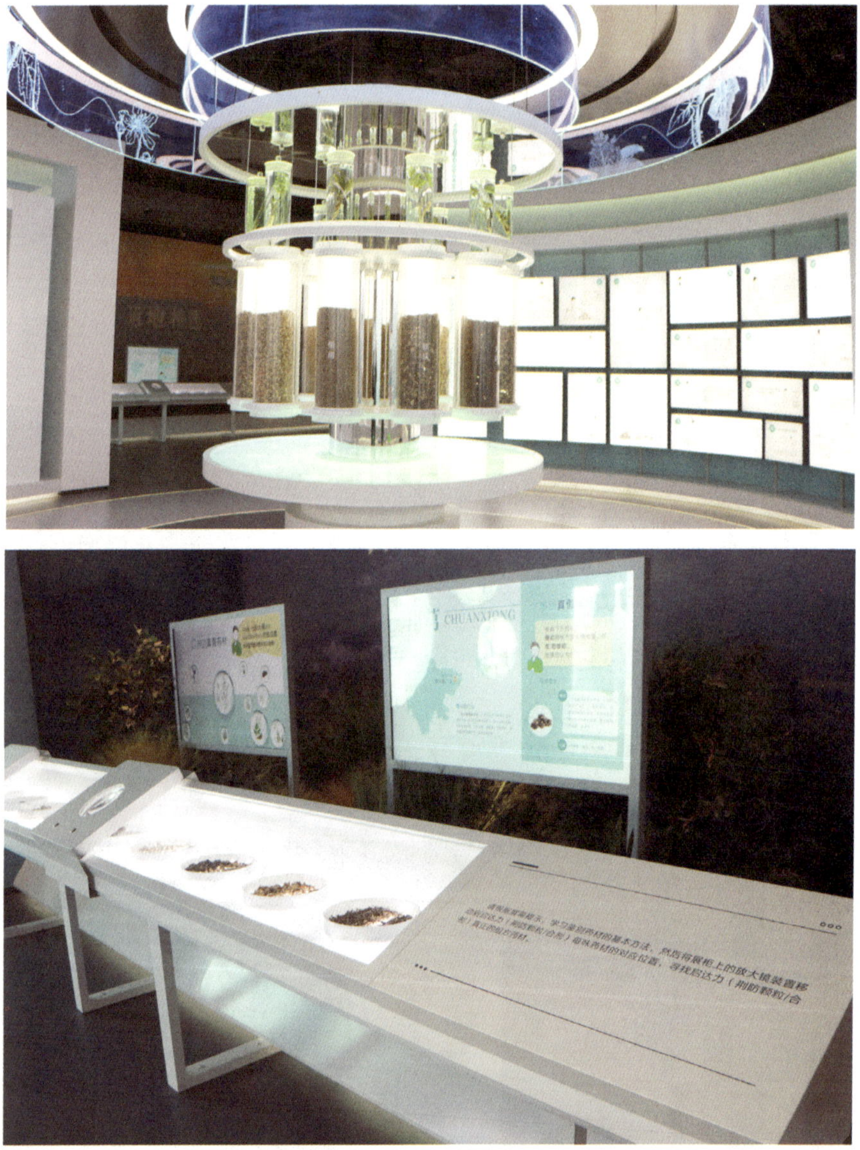

图 39 企业中医药文化展厅

1. 整理传统中药制作知识　传统中药制作是中华民族智慧的结晶，不仅体现了人与自然和谐共生的理念，也展现了中医药独特的治疗哲学。中药制作的精湛工艺和深厚文化底蕴，使其成为世界医药宝库中的瑰宝。在现代社会，传统中药制作的传承和发展，不仅是对古代智慧的尊重，也是对人类健康事业的贡献。随着科技的进步和全球化的发展，传统中药制作正逐渐与现代技术相结合，不断创新，为人类的健康福祉作出新的贡献。请同学们结合讲解员对传统中药制作的讲解以及日常相关知识学习，整理传统中药制作知识，完成表格。

传统中药制作知识分类	我搜集到的相关知识
药材学（研究中药材的来源、性状、采集、鉴别、贮藏等方面的知识，包括对植物、动物和矿物等药材的深入了解）	
制药工艺学（涉及中药材的加工方法，如清洗、晒干、研磨、浸泡、蒸煮、炒制等，以及如何保持药材的有效成分和药效）	
临床应用学（结合中医理论和临床实践，研究中药在预防、诊断和治疗疾病中的应用）	
中医药文化（研究中药的历史、文化内涵、哲学思想以及与其他文化的交流互鉴）	

2. 体验相关实践项目　在中医药文化展厅，有着许多关于传统中药制作的实践项目，如辨别真假药材、完成道地药材分布图、进行健康检测等，同学们可以在工作人员的引导下，选择不同的项目，完成相关实践活动。

任务二　参观现代中药生产车间

参观现代中药的生产车间，是一次深入了解中药现代化生产流程和技术创新的宝贵机会。在这里，我们不仅能够见证传统中医药理念与现代科技完美融合的实例，还能观察到中药生产的每一个细节，从原料筛选、炮制加工到成品包装的全过程。现代化的生产线采用严格的质量控制体系，确保每一批药品的稳定性和可靠性。此外，通过使用先进的生产设备和技术，如提取、浓缩、干燥等，现代中药制作在提高生产效率的同时，也最大限度地保留了药材的有效成分，服务于更广泛的健康需求。在参观过程中，我们一定严格按照参观路线行进，做到安全、有序。参观后请把现代制药厂的生产流程图画出来。

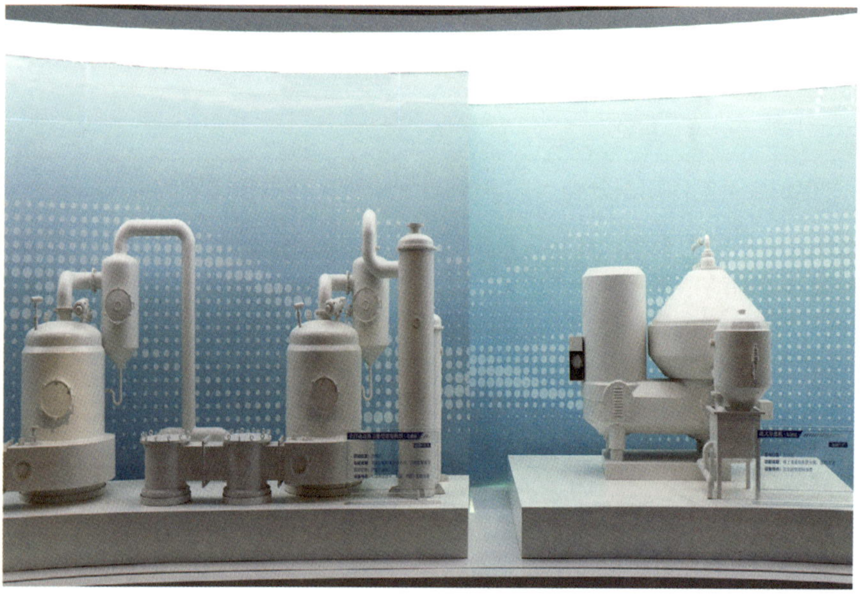

图 40　全自动高效节能型浓缩机组、碟式分离机

我画的该制药厂生产的流程图

任务三　问题追踪探寻

通过参观听讲解，有些问题我们已经得到了答案，还有些我们感兴趣的问题可以继续探寻请教。

1. 寻找现代中药制造厂的创新技术　现代中药制造厂生产车间在自动化、信息化、智能化、数字化转型等方面有着许多科技创新。这些创新不仅提升了生产效率和产品质量，也为中药产业的发展注入了新的活力。通过这些技术的应用，中药制造业能够更好地满足市场需求，同时为中药的国际化和现代化铺平了道路。结合讲解员的讲解和参观的生产流程，找出现代中药制造厂所运用的创新技术，并简要概括。

我找到的本药厂的创新技术是____________________________________

____

具体概括为____

____

____

该制药厂生产的哪些中药是独家保护品种：________________________

____

____

2. 传统中药制作与现代中药制作的区别　传统中药制作与现代中药制作是中医药发展过程中的两个重要阶段，它们各自体现了不同时期对中药制备技术和理念的认识和实践。传统中药制作是中医药宝库中的瑰宝，而现代中药制作则是传统智慧与现代科技结合的产物。两者相辅相成，共同推动了中医药的发展和创新，为人类健康事业作出了积极贡献。请同学们结合讲解内容和参观流程，谈一下对两者优缺点的认识，完成表格。

	传统中药制作	现代中药制作
优点（可以从历史沉淀、个体化治疗、整体观念、科技创新、生产标准化等方面来谈）		
缺点（可以从标准化程度、生产效率、成本、环境影响等方面来谈）		

3. 比较中西药制作的不同　在中医药文化展厅，我们看到该现代中药制造厂满墙的研发专利证书、各级获奖证书等荣誉，是对现代中药制造厂技术实力和产品质量的有力证明。现在我们又参观了现代中药制造厂的生产车间，请同学们结合讲解员对现代中药制作和西药制作的讲解，谈一下对中西药制作的认识，完成表格。

	现代中药制作	西药制作
生产流程		
生产规范		
我的认识（可以谈一下各自的优缺点、对人们生活的影响……）		

任务四　职业生涯探寻

在现代中药制造厂参观，我们看到的都是现代化的机器在生产，在生产车间也很少见到工人。但一个现代化的制药厂仍然有很多工作人员，这些人员都在什么工作岗位、工作内容是什么，等等。我们可以请该厂的劳动模范为我们进行介绍或寻找工作人员进行采访。

1. 听取劳模介绍，感悟劳动精神　请该企业的劳动模范分享他们的成长故事，讲述他们是如何通过努力工作和不断学习，成为一名优秀的技术人员，或请他们分享在制药过程中如何保证药品的质量和安全的，如何辛勤工作、追求卓越，以及如何坚守劳动精神。

2. 采访职场人员，开启职业规划　分组选择一个感兴趣的岗位工作人员，对工作人员就职场生涯进行深度采访。可以从以下几个方面进行采访。

◎ 每天工作的时间长度。

◎ 具体工作内容。

◎ 所要承受的工作压力。

◎ 完成工作所需要的个人能力及条件。

◎ 工作未来发展。

◎ 工作薪酬待遇情况。

通过访谈，你对这个职业如何看待？你将来想从事什么职业？

我的职业设想：

我现在需要如何努力：

四、交流与反思

1. 与同学们一起交流，参观完成后的自己对中药制药发展变化的认识和收获。

2. 结合职业探寻，交流对不同岗位的劳动者是如何认识和评价的。

3. 结合职业探寻，交流自己的职业设想，反思日常学习和生活中自己的行为习惯。

五、劳动评价

请根据实际情况，完成下面的评价表。

评级维度	评价标准	自　评	组　评	师　评
劳动观念	懂得劳动光荣，尊重劳动，尊重普通劳动者			
	积极劳动实践操作			
劳动能力	团结协作			
	了解现代中药制作、加工流程			
	初步对自己的职业生涯进行规划			
劳动习惯和品质	劳动前做好规划和准备			
	劳动过程中注意安全			
	在规定的时间内完成相关操作任务			
	爱惜中药，尊重劳动成果			
	展现出认真细致、有始有终的品质			
劳动精神	规范操作			
	主动克服困难			
	学习劳模精益求精的开拓精神			

六、劳动拓展

走进药店，查看哪些药品是现代中药制品。判断依据是什么？

小知识 21　时代楷模赵志全

赵志全，男，汉族，中共党员，1956 年生于费县，生前任鲁南制药集团股份有限公司董事长、党委书记、总经理，第十届、第十一届、第十二届全国人大代表，第四届全国杰出青年企业家，全国五一劳动奖章获得者，全国劳动模范，山东省有突出贡献的中青年专家，山东省优秀共产党员，山东省一百位为新中国成立、建设做出突出贡献的英雄模范人物，享受国务院政府特殊津贴。2014 年 11 月 14 日因病去世，享年 57 岁。2016 年 9 月，被中共中央宣传部追授“时代楷模”称号。

赵志全同志于 1987 年 10 月 25 日，在临沂地区首家企业承包经营试点中中标担任郯南制药厂（鲁南制药前身）厂长，他从 2 万元贷款起步，用 27 年的时间把一个净资产不足 20 万元的小厂，建设成为净资产 60 亿元、年缴税 9.2 亿元、具有国际竞争力的现代化制药集团公司，为促进地方经济发展、带领群众脱贫致富作出了突出贡献。

赵志全同志具有艰苦创业、锐意改革的拼搏精神，咬定目标不动摇，推进改革不停步，敢为人先、攻坚克难，加快推动经济社会转型升级；他具有重视科技、尊重人才的创新理念，始终把创新作为企业发展的第一动力，努力营造尊重劳动、尊重知识、尊重人才、尊重创造的浓厚社会氛围；他具有勇于担当、造福社会的价值追求，始终把“环保、质量、安全”作为企业发展的基石，强化社会责任，树立了企业家的良好社会形象；他具有严于律己、无私奉献的优秀品质，牢固树立正确的世界观、权力观、事业观，牢记自己的第一身份是共产党员，始终保持共产党员的高尚品格和廉洁操守。赵志全同志是新时期共产党员的优秀代表，是新时期沂蒙精神的生动写照，是践行社会主义核心价值观的时代楷模。

劳动周

举办中医药文化节

2016 年，习近平总书记出席全国卫生与健康大会时指出 :“我们要把老祖宗留给我们的中医药宝库保护好、传承好、发展好，坚持古为今用，努力实现中医药健康养生文化的创造性转化、创新性发展，使之与现代健康理念相融相通，服务于人民健康。”在当前中医药文化日益受到重视的背景下，培养年轻一代对中医药文化的热爱与理解已成为教育领域不可忽视的重要任务。

本次劳动周，以举办“中医药文化节”的形式，引领我们亲身参与并深入了解中医药文化，感受其深厚的底蕴与独特魅力。通过设计并安排劳动周的各项劳动，体验劳动的乐趣，提升劳动技能，深刻体会劳动的价值，理解“劳动最光荣、劳动最崇高、劳动最伟大、劳动最美丽”的理念。

这场别开生面的“中医药文化节”活动方案将由我们亲自设计并落实，内容包括举办“中医药文化”大讲堂，“快乐小药工”和“本草手作”创意大赛，“本草风服饰走秀”和“中医药历史故事小话剧”展演项目，“本草趣玩”等体验活动，通过讲、演、做、玩等多种形式展现中医药文化的魅力，吸引更多同学参与其中，在娱乐中收获知识，增强对中华传统文化的认同感和自豪感。

此次“中医药文化节”不仅是一次文化的熏陶，也是一次心灵的洗礼。期待通过本次活动，我们能够在中医药文化的世界中收获成长，深刻领略其无限魅力，并将这份对传统文化的热爱与敬意传承下去，为中医药文化的传承与发展贡献自己的力量。

项目一▶策划中医药文化节活动方案

一、劳动情境

策划一场别开生面的中医药文化节，我们将全身心投入构思、设计、优化、发布及执行的全过程，致力于展现中医药文化的深厚魅力。我们将深入学习中医药的历史底蕴、理论智慧和实践经验，并巧妙融入现代科技、艺术和娱乐元素，打造一场既传统又现代、既有创意又有趣味的盛宴。让我们一起用这场文化节，使更多人爱上中医药，传承和弘扬这份宝贵的文化遗产！

二、劳动准备

1. 搜集资料　了解中医药文化的基本知识，包括中医药的发展简史和中医治病的基本原则等。

2. 规划活动　了解如何策划一场大型活动，包括活动主题确定、活动流程设计、活动宣传推广等。

三、劳动过程

任务一　搜集借鉴各种文化节活动方案

1. 通过网络、图书馆等途径，积极搜集各种文化节活动方案的案例，如校园文化节、中国传统文化节等。

2. 从创意性、互动性、参与度等方面对比分析案例，借鉴优点，为策划中医药文化节提供有益的思路和参考，包括主题、形式、内容、宣传等方面。

任务二　设计中医药文化节活动方案

1. 分析下面的样例，小组讨论交流设计活动方案时应考虑哪些要素？注意哪些问题？例如，活动主题要鲜明、有趣、富有创意，活动形式要富有创意和趣味性，活动流程应合理、紧凑，综合考虑场地、人员、经费、安全等各种因素，确保活动方案的实用性和可行性。

某校中医药文化节活动方案样例

一、活动背景

随着中医药文化的全球兴起，其深厚的文化底蕴和独特的价值体系越来越受到人们的关注和认可。为了进一步推广中医药文化，提高学生对中医药的认识和兴趣，培养其对传统文化的热爱和敬意，我校决定举办“中医药文化节”。

二、活动目标

1. 弘扬中医药文化，加深学生对中医药文化的理解和认识。

2. 通过亲身参与和体验，培养学生的劳动技能，增强对劳动价值的认同。

3. 提升学生的创造力和实践能力，鼓励其积极参与校园文化活动。

三、活动主题

“传承与创新：探索中医药的无限魅力”

四、活动时间

XXXX 年 XX 月 XX 日至 XX 月 XX 日

五、活动内容

1. 中医药文化节开幕式：介绍中医药文化节的背景和目的，展示中医药的悠久历史和独特魅力。

2. 中医药文化大讲堂：邀请中医药专家进行讲座，分享中医药的发展历程、理论知识和实际应用。

3. 快乐小药工体验活动：学生亲自参与中药材的种植、采摘、炮制等过程，感受中医药的神奇魅力。

4. 本草手作创意大赛：鼓励学生利用中药材创作手工艺品，如中药香囊、中药画作等，展示中医药的多元应用。

5. 本草风服饰走秀：设计以中医药元素为主题的服饰，通过走秀展示中医药与现代时尚的完美结合。

6. 中医药历史故事小话剧：选取中医药历史上的经典故事，编排成话剧进行表演，让学生更加深入地了解中医药的历史和文化。

7. 本草趣玩互动游戏：设计以中医药知识为主题的互动游戏，让学生在轻松愉快的氛围中学习中医药知识。

六、活动总结与闭幕式

在活动结束后，举行总结大会和闭幕式，对活动进行回顾和总结，表彰优秀个人和团队，并鼓励学生在未来的学习和生活中继续传承和弘扬中医药文化。

2. 撰写活动方案　以小组为单位，讨论并撰写中医药文化节活动方案。

任务三　展示修改完善方案

1. 各小组准备好展示材料，包括 PPT、海报、视频等，以便生动、直观地展示活动方案。

2. 全班评选最佳活动方案，关注方案的可行性、实用性及受众的喜好和需求。

3. 对评选出的最佳方案进行修改和完善，确保方案的完善性和可操作性。

任务四　发布中医药文化节活动方案

1. 制定一份详细、清晰、易于理解的活动方案发布稿，包括活动主题、时间、地点、流程、参与方式、注意事项等，语言要简洁明了，避免使用专业术语和过于复杂的句子。

2. 选择适当的发布渠道和方式，如学校官网、社交媒体、海报、传单等，发布时间和频率要合理安排，确保信息及时传递和覆盖面广泛。

3. 及时回复和处理各种反馈和咨询，增加活动参与度和影响力，建立良好信誉和口碑。

任务五　分工落实活动方案

根据活动的需要设立总指挥部和各项活动执行组。确保每个小组都有明确的职责和任务，并指定负责人进行协调和管理，制定详细的时间表和进度安排，确保各项工作能够按时完成。

为了更好地落实分工，可以采取以下措施。

1. 建立沟通机制　各小组之间要保持密切联系，及时沟通工作进展和问题，确保信息畅通。

2. 定期召开会议　定期召开文化节筹备会议，对各项工作进行总结和评估，及时调整和改进。

3. 明确责任和任务　为每个小组及成员明确具体的责任和任务，确保每个人都清楚自己的工作内容和要求，避免任务重叠和遗漏。

4. 制定奖惩措施　对表现优秀的小组和个人进行表彰、奖励，对工作不力或失误的进行批评、惩罚，提高大家的工作积极性和责任心。

四、反思与交流

1. 对整个活动进行反思和总结，分析活动的优点和不足，提出改进意见和建议。

2. 与其他同学交流和分享自己在活动中的经验和收获，促进彼此的成长和进步。

五、劳动评价

请根据活动中的表现和实施效果，完成下面评价表。

评级维度	评价标准	自　评	组　评	师　评
劳动观念	懂得劳动光荣，尊重劳动，活动中尊重他人的劳动成果			
	积极参加文化节活动的方案设计			
劳动能力	掌握设计中医药文化节活动方案的基础知识			
	正确使用常用的新形态劳动工具			
	掌握修改完善方案的基本技能			
	学会发布活动方案的流程			
	在小组中提高团队合作能力			
劳动习惯和品质	活动前做好规划和准备			
	活动过程中注意安全			
	在规定的时间内完成相关劳动实践活动			
	自觉自愿，认真负责			
	爱惜、尊重劳动成果			
	展现出认真细致、有始有终的品质			
劳动精神	规范操作			
	乐于学习			

六、劳动拓展

在本项目搜集资料的过程中，你是否发现了其他文化节的内容也很适合在本校开展？根据本校实际，在借鉴其他文化节经验的基础上，请设计一个符合本校实际的其他文化节活动方案，提交给学校。

项目二▶举办中医药文化大讲堂

一、劳动情境

为了让更多的同学更好地了解中医药文化，我们将举办“中医药文化”

大讲堂，邀请知名中医药学者来校讲解中医药文化的历史、理论、实践等方面的知识，提升我们的中医药文化素养和审美能力，让我们在学习中医药知识的同时，感受中医药文化的独特魅力。

二、劳动准备

1. 了解需求　调查了解同学对中医药及其文化的需求。

2. 邀请学者　了解当地知名的中医药学者，并邀请其来校讲座。

3. 活动准备　准备讲座场地、音响设备等必要的设施，并成立志愿服务小组为活动举办提供帮助。

三、劳动过程

任务一　调查对中医药文化的了解

在筹备讲座的初步阶段，我们需要通过一系列科学有效的方法全面了解本校同学对中医药及其文化的了解程度和实际需求。

1. 设计一份详细的问卷，包括选择题和开放性问题，以便收集学生对中医药的基本认识、兴趣点、疑惑等方面的信息。

2. 组织座谈会，邀请学生代表参与，通过面对面的交流，更深入地了解同学的需求和期望。

任务二　设计讲座主题和内容

1. 对收集的信息进行整理和分析，找出同学们最感兴趣和最需要的中医药知识点。

2. 根据需求，设计几个具有针对性和实用性的讲座主题和内容，如中医药治病的优势和特点、古人是如何治病等，涵盖中医药的基本理论和实践技能。

任务三　邀请中医药学者来校讲座

1. 根据讲座的主题和内容，邀请具有丰富经验和深厚学术造诣的中医药专家学者来校。与专家们充分沟通，详细介绍讲座的主题和内容，以及学生的需求和期望。

2. 尊重专家的时间和安排，确保他们能够充分准备并满足同学们的需求。

任务四　发布讲座海报

为了让更多的同学了解讲座信息并积极参与，需要制作一份精美的讲座海报。

1. 海报的设计要简洁大方，色彩搭配要和谐美观，内容要包括讲座的主题、时间、地点、主讲人等信息。

2. 增加海报的吸引力和趣味性。在海报上添加一些具有中医药特色的元素，如中药材的图片、传统的中医诊疗工具等。

3. 制作好的海报在校园内进行广泛张贴，确保同学们能够及时获取讲座信息。

任务五　听大师讲座并交流

1. 在讲座当天，提前安排好场地和设施，确保讲座能够顺利进行。

2. 在讲座过程中，认真听取专家们的讲解，做好笔记，以便更好地理解和吸收。

3. 保持积极的互动态度，与专家进行深入的交流和讨论，提出自己的疑问和观点，分享自己的学习心得和体会。

四、反思与交流

1. 反思在举办讲座过程中各自的表现，是否有不足之处需要改进。

2. 交流在讲座过程中学到的知识和经验，以便更好地应用到实际生活中。

五、劳动评价

请根据活动中的表现和实施效果，完成下面评价表。

评级维度	评价标准	自　评	组　评	师　评
劳动观念	参与讲座的积极性			
	活动过程中的状态			
劳动能力	团结协作，文明礼貌			
	掌握听讲座的方法，记笔记等			
	对讲座内容的理解、反思、应用			

续表

评级维度	评价标准	自　评	组　评	师　评
劳动习惯和品质	参加讲座前做好规划和准备			
	活动中注意安全			
	在规定的时间内认真听讲			
	勤于反思，具有可持续发展观念			
	展现出认真细致、有始有终的品质			
劳动精神	规范、遵纪			
	主动克服困难			
	乐于学习			

六、劳动拓展

根据举办“中医药文化”大讲堂的经验，举办其他大讲堂，如学习方法大讲堂、健身大讲堂等，选择一个自己感兴趣的主题策划一个活动方案。

项目三▶中医药文化制作：快乐小药工

一、劳动情境

“快乐小药工”制作活动旨在让参与者体验到制作的乐趣，深入了解中医药的独特价值和意义。通过参与制作黑芝麻丸、鲜花饼、红枣花生脆和薄荷柠檬水等中医药特色食品，参与者将亲身感受中医药在日常生活中的实际应用，从而增强对中医药文化的兴趣和热爱，更加深入地了解中医药文化的魅力。

二、劳动准备

1. 搜集资料　在活动开始前，了解各种原材料的药用价值和功效，以及制作过程中需要注意的安全事项。

2. 材料检查　准备并检查所需的食材、工具和场地，确保活动的顺利安全进行。

三、劳动过程

任务一　制作宣传黑芝麻丸

1. 通过多种方式了解黑芝麻药用价值。黑芝麻是一种古老的食材，自古以来就被人们誉为“肾之谷”，因其独特的补肝肾、益精血作用而备受推崇。

2. 挑选优质的黑芝麻，进行清洗、烘干、研磨等步骤，制作成黑芝麻丸。

（1）优质的黑芝麻颗粒饱满、色泽光亮，无杂质和异味。

（2）将挑选的黑芝麻进行彻底地清洗，去除表面的污垢和杂质。

（3）将清洗干净的黑芝麻放在通风处晾干，以免残留的水分影响后续的研磨和制作。

（4）将晾（或烘）干后的黑芝麻放入研磨机中，研磨成细腻的粉末，可以根据个人口味和需求，适量添加核桃、枸杞等其他食材，增加黑芝麻丸的口感和营养价值。

（5）研磨好的黑芝麻粉，可以加入适量的清水或蜂蜜，搅拌成均匀的糊状，搓成小球状，制作成黑芝麻丸。

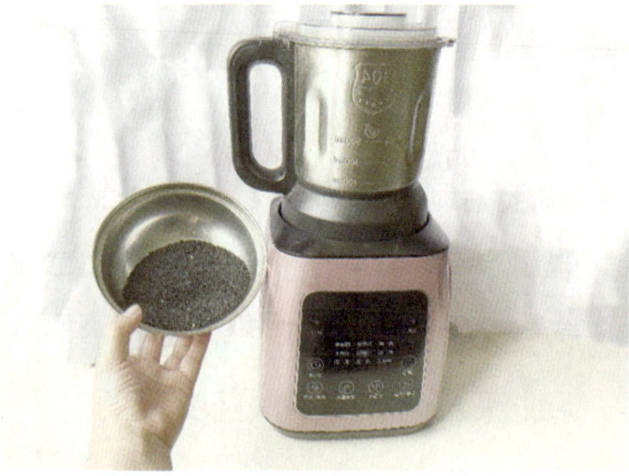

图 41　黑芝麻与研磨工具

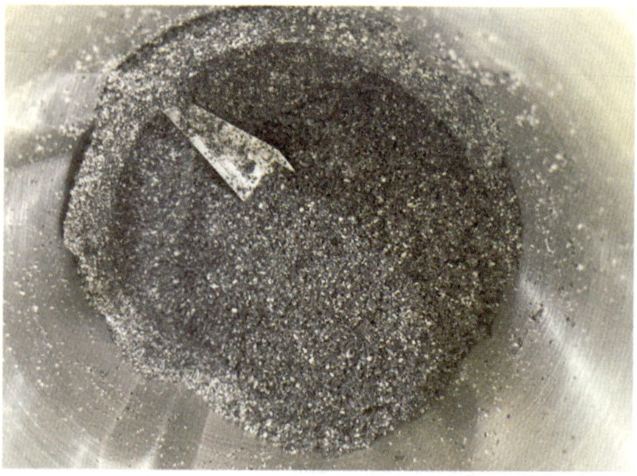

图 42　研磨黑芝麻粉

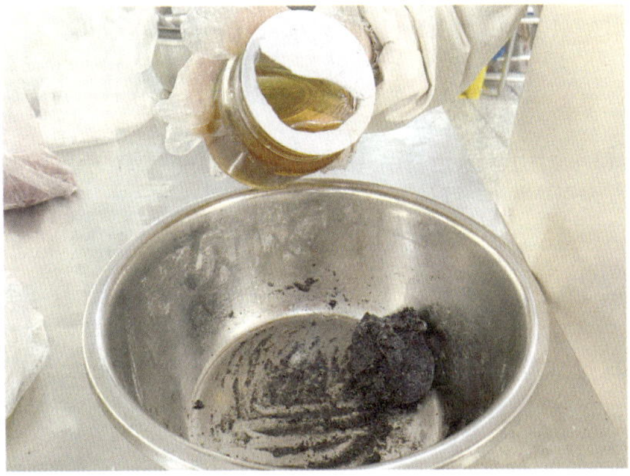
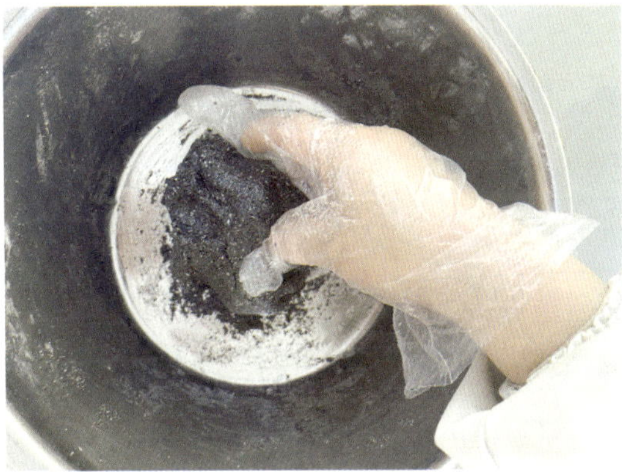

图 43　蜂蜜黑芝麻粉搅拌成糊

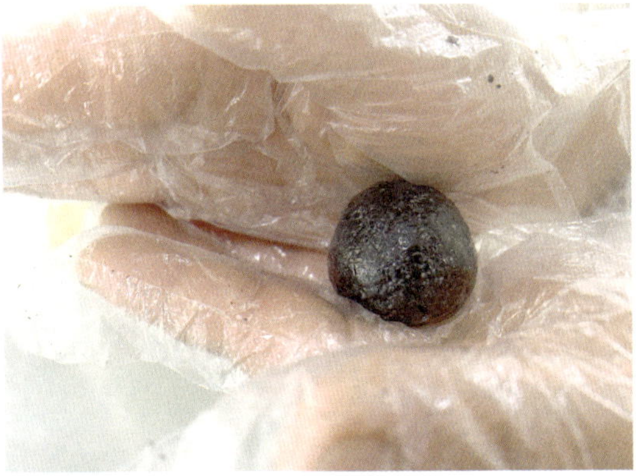
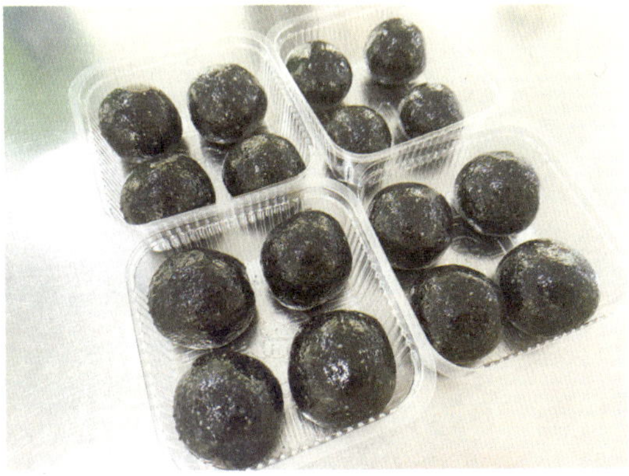

图 44　揉搓成丸

3. 设计精美的包装，搭配富有诗意的宣传语，如“滋补肾气，健康相随”，以吸引消费者的眼球和兴趣，让更多的人了解并购买黑芝麻丸。

任务二　制作售卖鲜花饼

1. 鲜花饼是一种具有药用价值的传统小吃。鲜花饼的魅力来自它的原料——鲜花。在众多花卉中，玫瑰花因其独特的香气和药用价值而被选为鲜花饼的主要原料。通过多种方式了解玫瑰花的功效。

2. 学习如何制作鲜花饼的饼皮和馅料，并进行烘烤和包装。

（1）制作馅料：可食用玫瑰馅料 220g，过滤出汁液，放到冰箱冷藏 1 小时。

（2）制作油皮：中筋面粉 130g，糖 5g，猪油（植物油也可）40g，水 65g，混合后揉到没有干粉即可，用保鲜膜盖好放置一旁松弛 10 分钟。

（3）制作油酥：低筋面粉 100g，猪油（植物油也可）50g，抓拌混合均匀，天热时可放冰箱保存。

（4）切分馅、皮、酥：冷藏好的玫瑰馅料分成 20g 一个，油皮分成 18g 一个，油酥分成 12g 一个。

（5）开酥：将油酥包在油皮里，团成团，盖上保鲜膜松弛 30 分钟后，擀成长条，卷起，再进行第二次开酥，形成层次分明的饼皮。

（6）包馅：卷好的卷中间按一下，左右对捏擀成圆饼，包入玫瑰馅料。

（7）烤制：封口朝下轻轻按扁，表面可以印上图案增加美观。预热烤箱至适当温度（通常为 165～180℃），将饼放入烤箱中层，烘烤 25～30 分钟，或直至表面金黄酥脆。

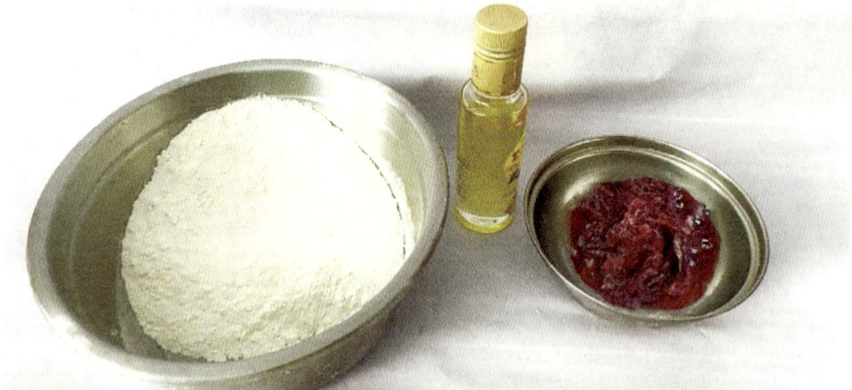

图 45 原料

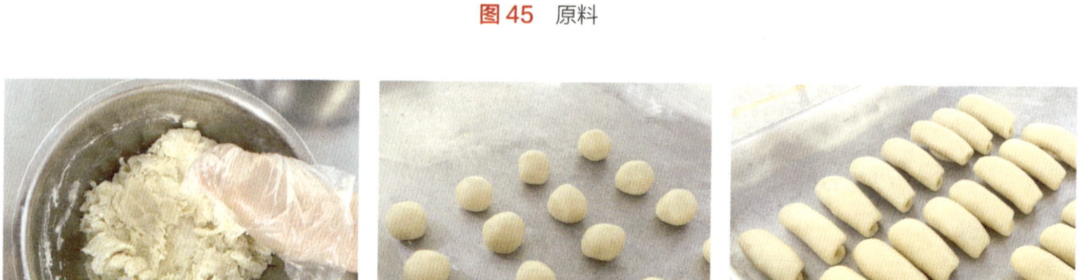

图 46 制作饼皮

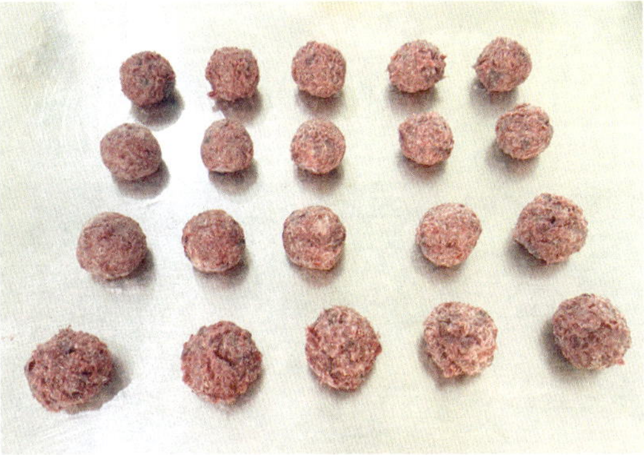

图 47　制作馅料

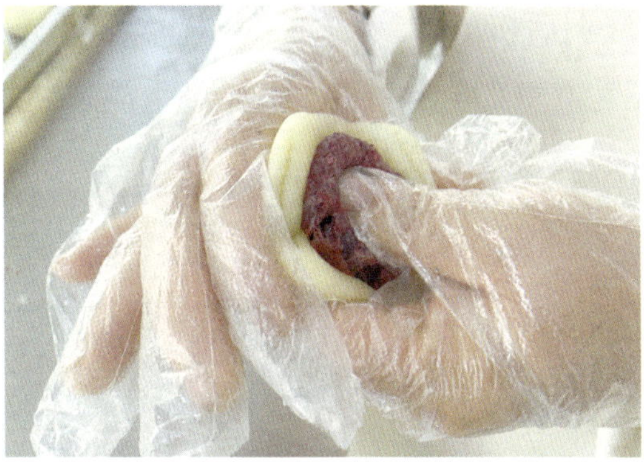

图 48　包鲜花饼

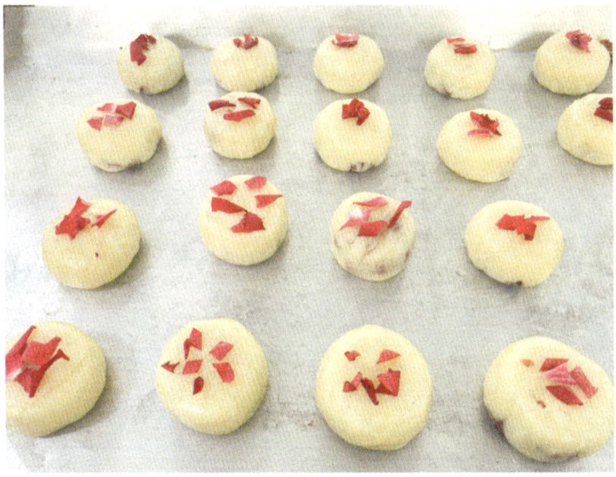

图 49　烤制鲜花饼

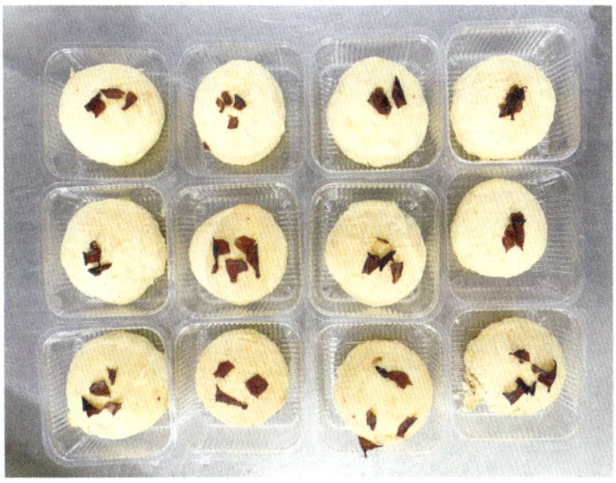

图 50　包装鲜花饼

3. 制作宣传海报和易拉宝，让更多的人了解鲜花饼，还可以通过社交媒体、网络平台等渠道，发布关于鲜花饼的相关信息。

4. 在学校或社区组织售卖活动。通过现场制作、现场销售的方式，让人们亲身感受到鲜花饼的美味，了解这一传统小吃的历史和文化背景。

任务三　宣传制作红枣花生脆

1. 红枣和花生都是具有药用价值的食材，通过多种方式了解红枣和花生的功效。

2. 学习如何制作红枣花生脆。

（1）精心挑选和清洗优质的红枣和花生，确保食材的纯净和新鲜。

（2）将红枣去核，与花生一同放入锅中，加入适量的水和糖，煮至糖浆浓稠后捞出。

（3）将煮好的红枣和花生放入烤箱中烘干，直至表面金黄酥脆。

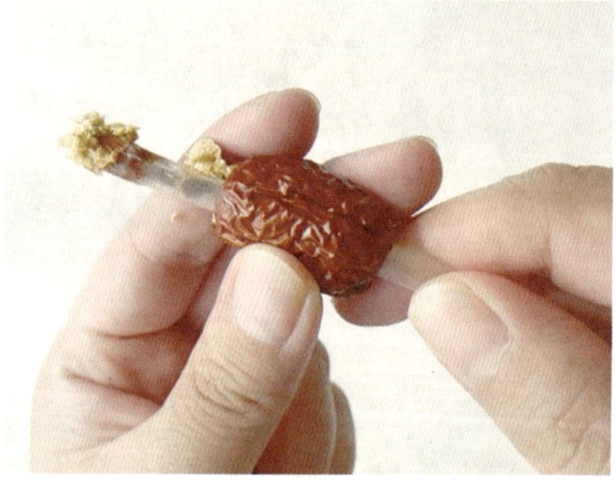

图 51　红枣去核

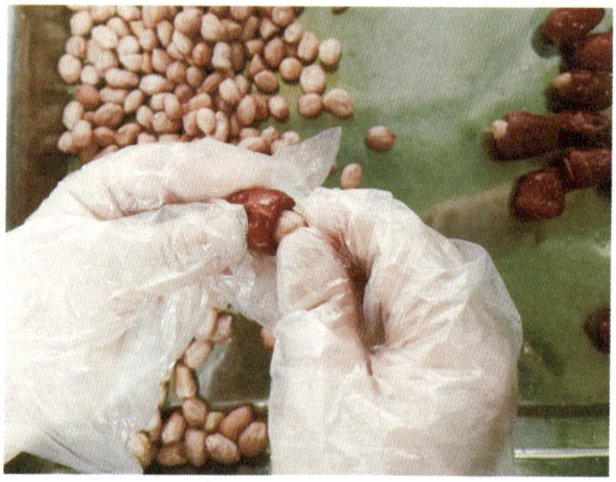

图 52　红枣内塞入花生

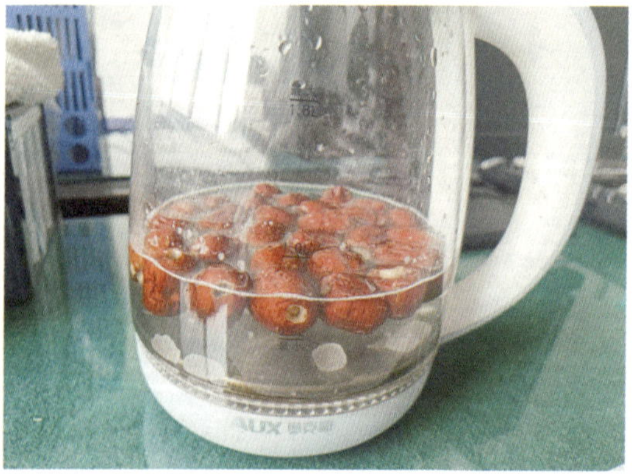

图 53　红枣花生煮至糖浆浓稠后捞出

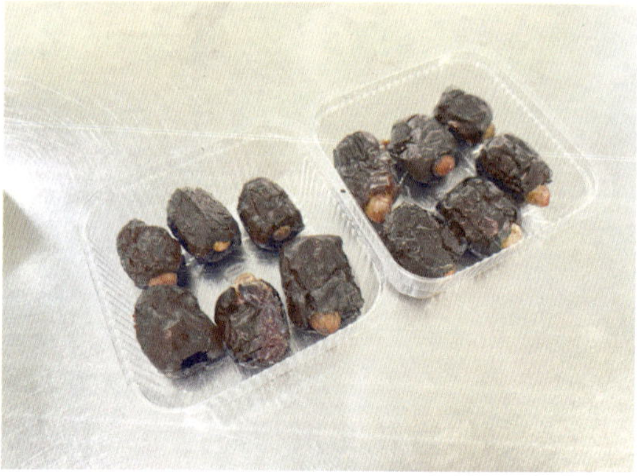

图 54　烘干煮好的红枣和花生

3. 发挥创意，设计独特的包装和宣传语，让更多的人了解并购买红枣花生脆。

任务四　制作推介薄荷柠檬水

1. 薄荷具有清凉解毒、提神醒脑的药用价值，柠檬富含维生素 C 和矿物质。通过多种方式了解薄荷柠檬水的功效。

2. 学习制作薄荷柠檬水。将薄荷叶与柠檬片一同放入杯中，加入适量的冰块，再倒入清凉的饮用水，稍作搅拌，一杯清新宜人的薄荷柠檬水便制作完成了。

3. 设计宣传海报和易拉宝，在学校或社区进行推介活动，让更多的人了解并品尝到这款清爽的饮品。

四、反思与交流

1. 与小组成员交流彼此在制作过程中的表现和收获，相互学习，共同进步。

2. 讨论如何将中医药文化更好地融入日常生活中，提出自己的建议和想法。

五、劳动评价

请根据活动中的表现和实施效果，完成下面评价表。

评级维度	评价标准	自 评	组 评	师 评
劳动观念	懂得劳动光荣，尊重劳动，尊重普通劳动者			
	积极参加文化节体验活动			
劳动能力	了解中医药特色食品的基础知识			
	通过制作活动在劳动实践中培养综合素质			
	在小组中提高团队合作能力			
劳动习惯和品质	在体验前做好规划和准备			
	在体验过程中注意安全			
	在规定的时间内完成相关体验实践活动			
	展现出认真细致、有始有终的品质			
劳动精神	规范操作			
	乐于学习			

六、劳动拓展

尝试学习制作其他中医药特色美食并进行售卖，如冰糖葫芦、茯苓饼等。

项目四▶中医药文化制作：本草手作创意大赛

一、劳动情境

本草手作创意大赛是一场充满创意、挑战和乐趣的盛会，通过亲手制作本草护手霜、清风碧草膏、本草香薰蜡片、阴阳熊猫香囊、中草药香薰蜡烛等本草的相关产品锻炼动手能力和创新思维，加深对本草文化的理解和尊重。

二、劳动准备

1. 分组合作　根据喜好，按制作种类分成小组，学习相关知识，促进团队合作。

2. 宣传推广　各小组做好宣传推介活动，吸引更多同学前来制作。

3. 材料及工具　准备好本组的制作材料和所需工具。

（1）本草护手霜：①材料准备：如金银花提取物、甘油、凡士林、乳化剂等，请老师或专业人士把关，确保材料的质量和安全性。②所需工具：如搅拌器、量杯、容器等。

（2）清风碧草膏：①材料准备：蜂蜡、樟脑油、薄荷、艾草等。②所需工具：如烧杯、量杯、搅拌棒、火炉等。

（3）本草香薰蜡片：①材料准备：精油、大豆蜡和蜂蜡、芳香本草等。②所需工具；如吸管、量杯、模具、镊子等。

（4）阴阳熊猫香囊：背胶、布片、彩绳、彩色珠子、料包、铃铛、针线、剪刀等。

（5）中草药香薰蜡烛：①材料准备：蜡烛蜡、蜡烛芯、中草药精油等；②所需工具：蜡烛容器、温度计、蜡烛制作工具（搅拌棒、小夹子等）。

备注：学生自行查找资料，学习制作。

三、劳动过程

任务一　制作本草护手霜

1. 将 15ml 甘油和 10ml 乳化剂依次倒入容器，搅拌成絮状。

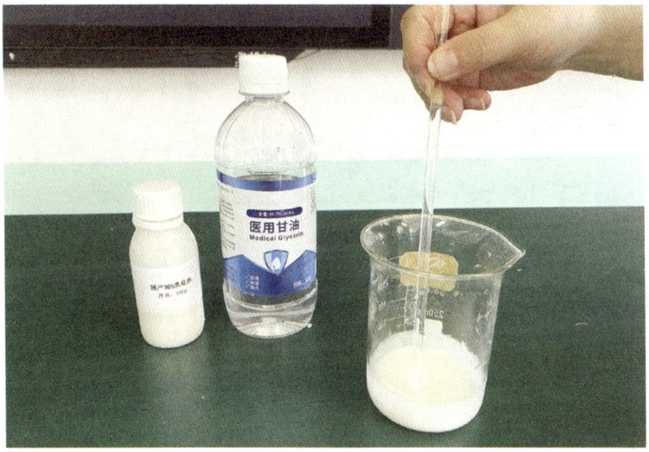

图 55　融化甘油、凡士林

2. 将 90ml 纯净水倒入混合物中，此时处于水油分离状态，继续搅拌 2～3 分钟，再加入金银花提取物 30ml，搅拌至互相融合。

3. 再次将 90ml 的纯净水加入容器中，继续充分搅拌，越搅拌越黏稠，当混合物变得细腻且有质感时，护手霜就做成了。

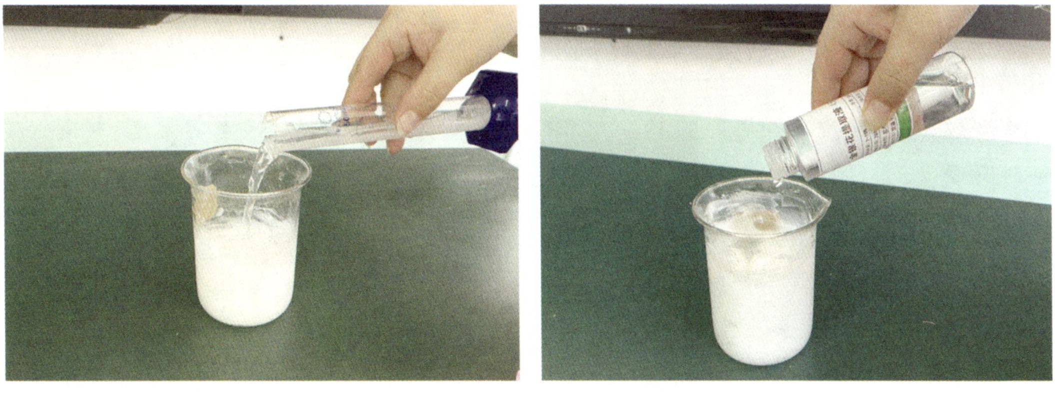

图 56　将乳化液、金银花提取液与油蜡混合物混匀

4. 将调制好的护手霜装入事先准备好的分装容器中（可借助针管注入）。

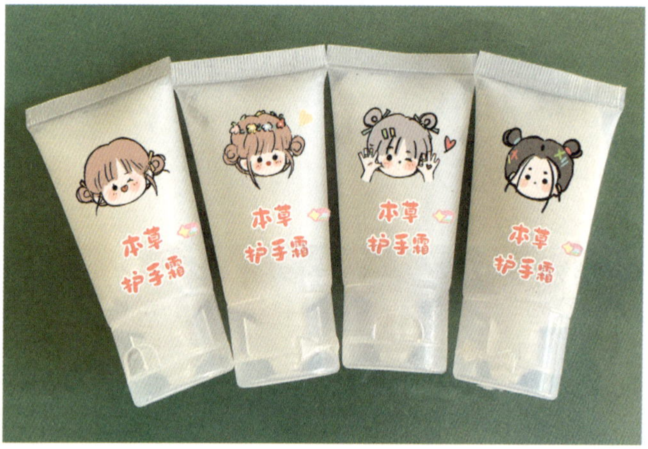

图 57　本草护手霜包装

任务二　制作清风碧草膏

1. 烧杯、蜡烛准备好放在面前；再将蜂蜡、樟脑油、薄荷、艾草倒入量杯；拿出搅拌棒，将混合在一起的液体搅拌均匀。

2. 点燃蜡烛，注意不要烫到手，拿杯子的上部，用外火焰进行加热。加热后会有黑色的炭结晶，需用湿巾擦手部，当心触碰到衣服上。

3. 一边加热，一边用搅拌棒进行搅拌，看到蜂蜡、艾草、薄荷全部融化。找到小瓶子，将搅拌均匀的液体倒入小瓶子（小瓶子一定要放平）。

任务三　制作本草香薰蜡片

1. 将大豆蜡和蜂蜡按 1 : 1 比例混合，加热融化。

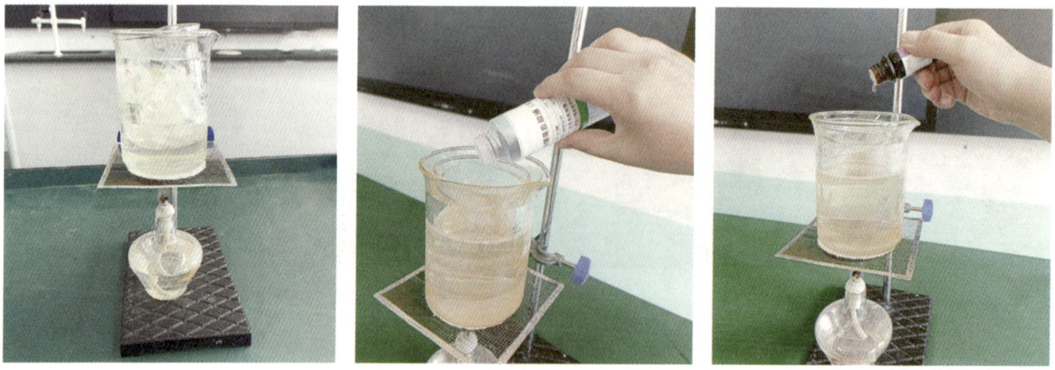

图 58　融化大豆蜡和蜂蜡

2. 将量杯里的蜡倒入模具，一定要倒满，状态是感觉要流出来即可。

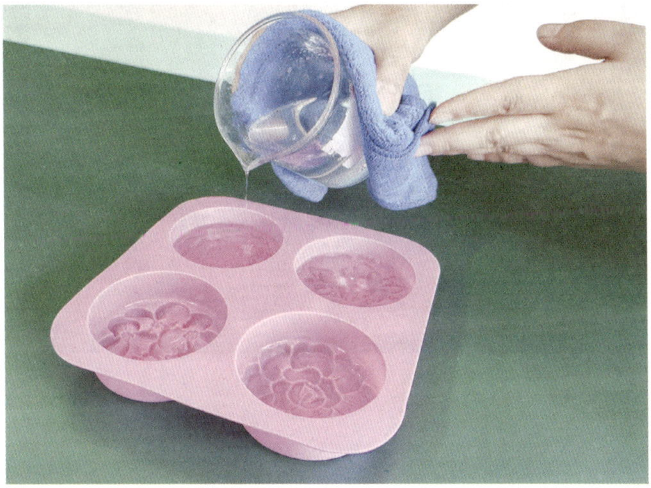

图 59　蜡液倒入模具

3. 观察模具中的蜡有一些凉下来，可用嘴吹一下，查看波纹大小，若较小，用吸管吸取精油，添加 3～5 滴。

4. 放入少量芳香本草如玫瑰花瓣、梅花、迷迭香叶等，按照自己喜欢的样子摆放即可。可以用镊子辅助调整位置。

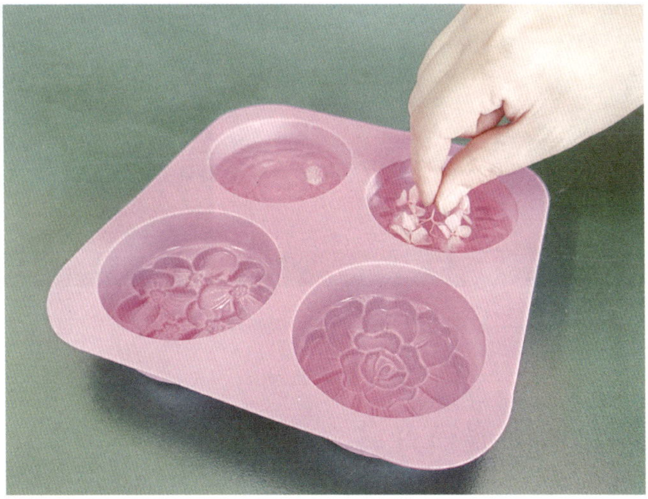

图 60　放入芳香本草

5. 不要再动，防止变形，等待冷却后脱模需要 5～10 分钟。

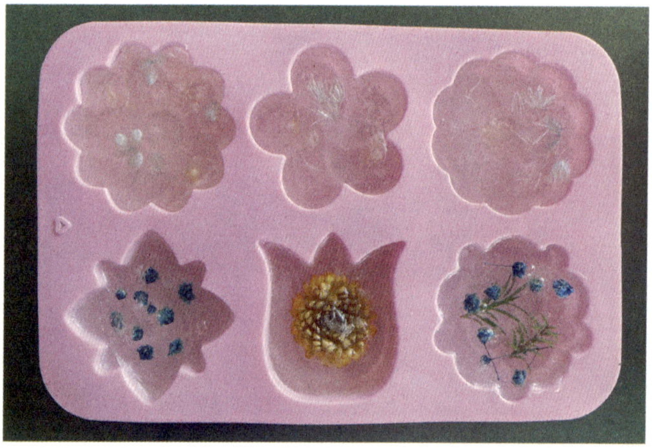

图 61　静待脱模

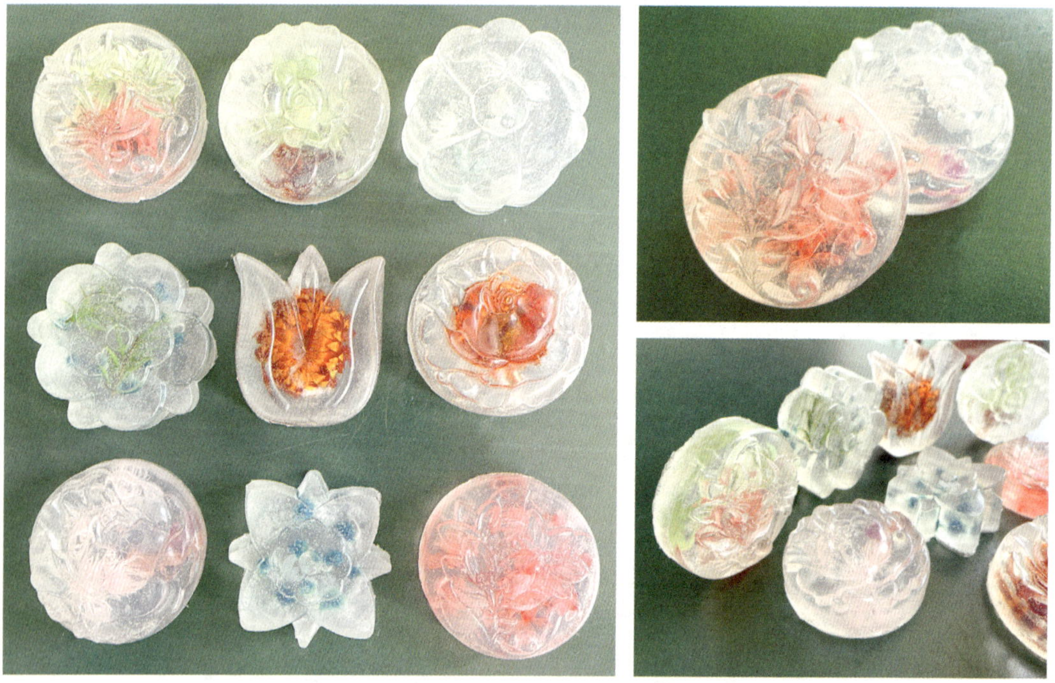

图 62　本草手工香薰蜡片展示

任务四　制作阴阳熊猫香囊

熊猫是中国的国宝，其憨态可掬的形象深受世界各地人民的喜爱。熊猫的体色黑白相间，契合了中国传统文化中重要的哲学思想——阴阳。我们将熊猫与阴阳的元素融入香囊的设计中，既体现了中国传统文化，又赋予了香囊独特的审美价值。阴阳熊猫香囊除了作为装饰品外，还能通过散发芳香气息来驱蚊避虫、提神醒脑、舒缓情绪等。

1. 将背胶撕掉，平整地粘贴在布片上。

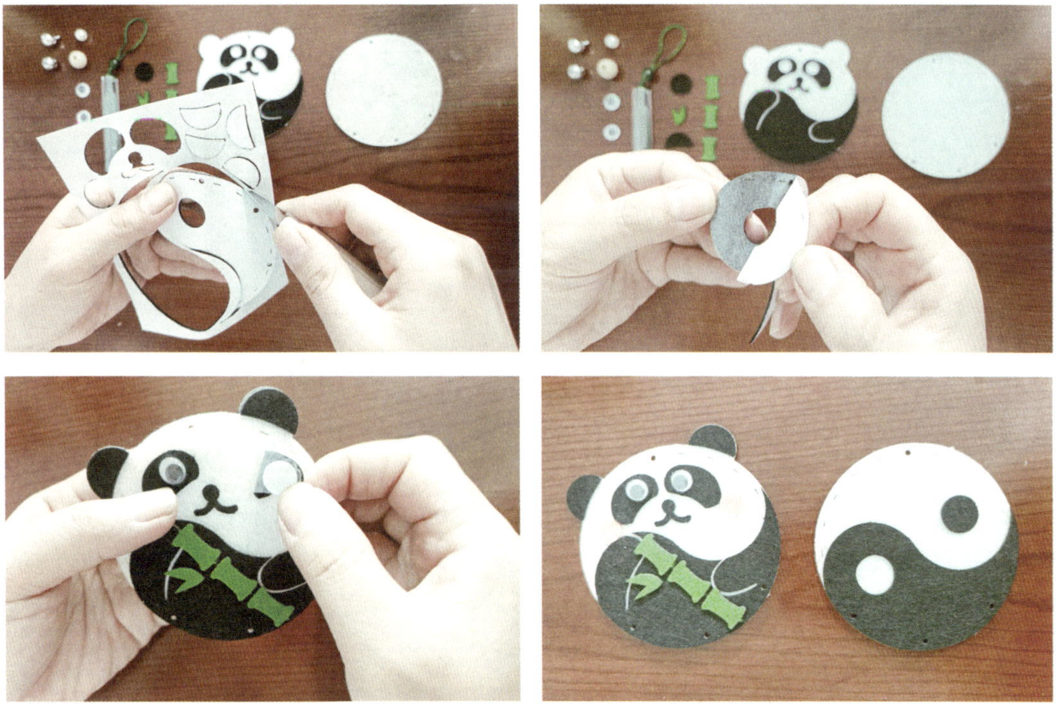

图 63　撕除背胶、粘贴布片

2. 将绿色和白色的珠子穿入彩绳中。

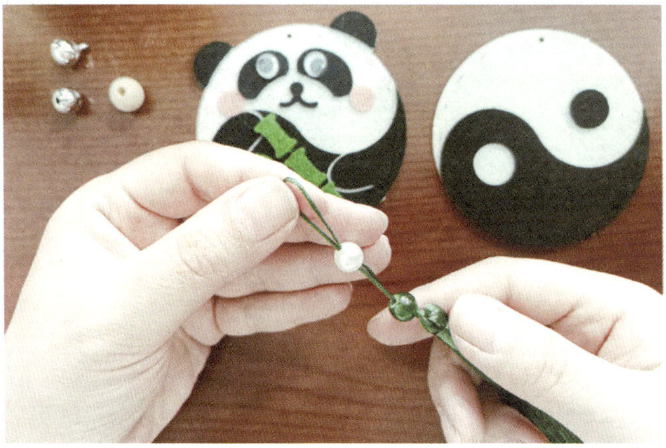

图 64　彩绳串珠

3. 将彩绳从正面穿入两孔，线两头对齐，后面两股绳穿过前面的绳。

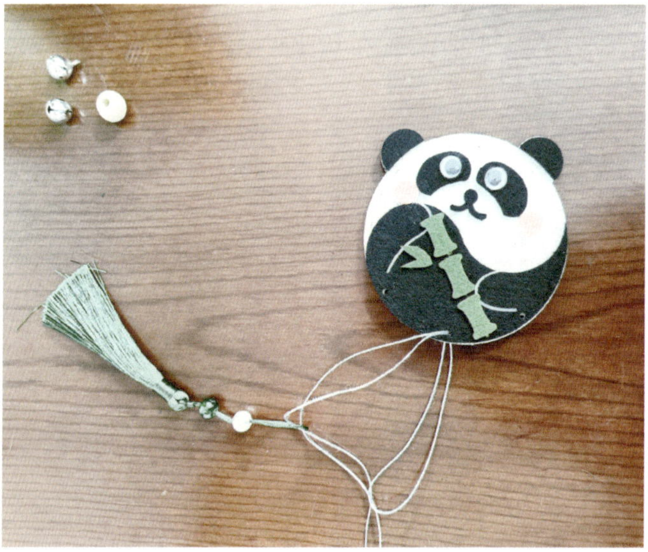

图 65　缝制彩绳

4. 将两片深绿色布片叠加对齐，从布片背面穿入绳。将彩绳分开后，从两侧平针缝穿入布片中心孔第三个针孔。

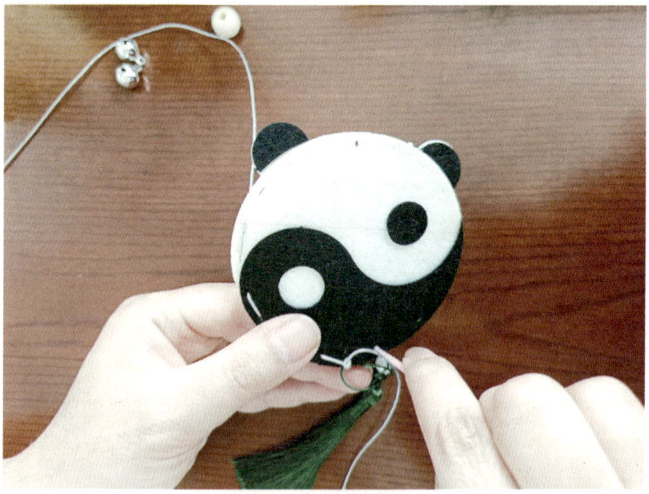

图 66　缝制香囊

5. 先塞入料包，再将彩绳穿入图 67 的位置。将彩绳再次分开，进行平针缝，缝至图 68 位置，穿入铃铛。

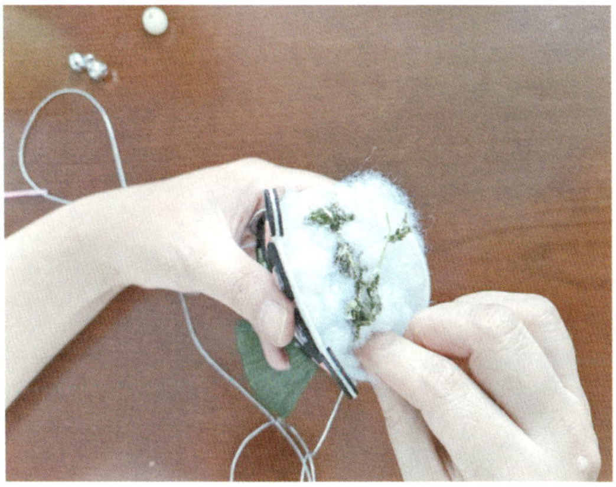

图 67　塞入料包

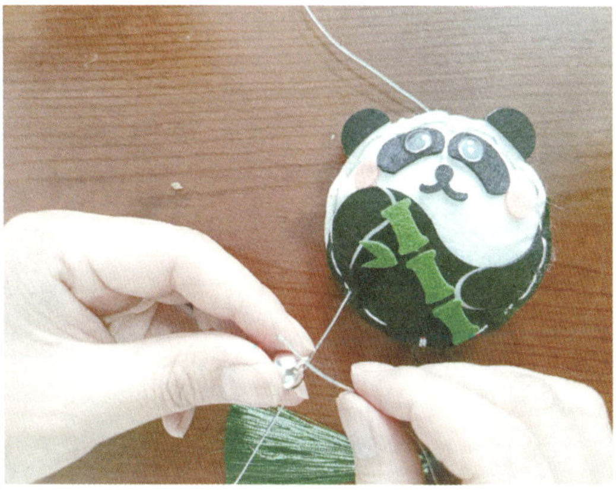

图 68　穿入铃铛

6. 将两根彩绳在布片底端重合穿针。针从布底端穿入顶端，后将珠子穿入彩绳内，彩绳末端打结。

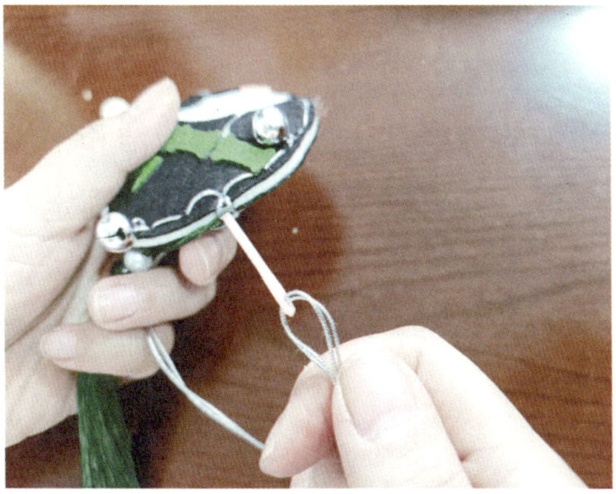

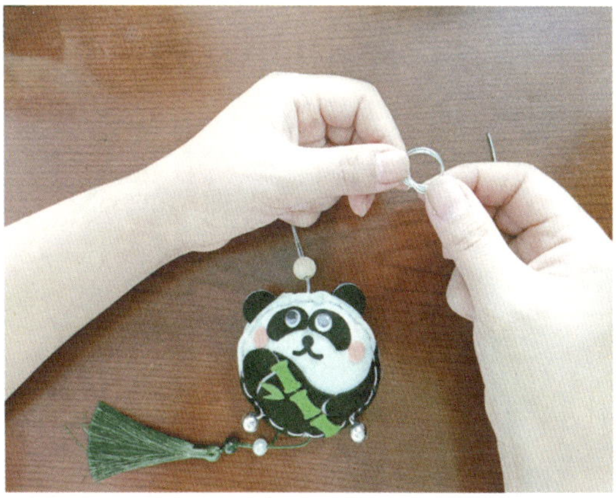

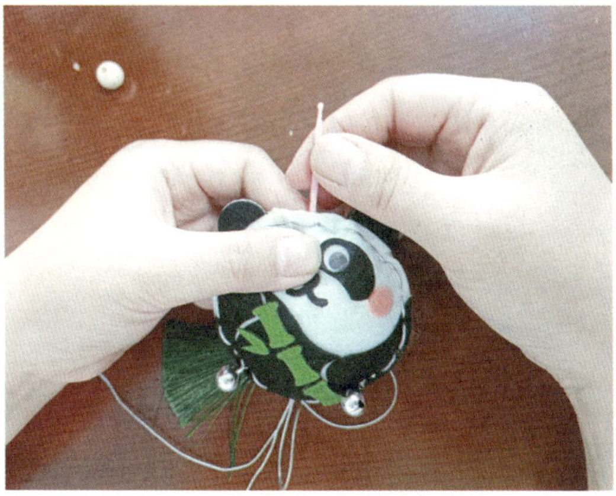

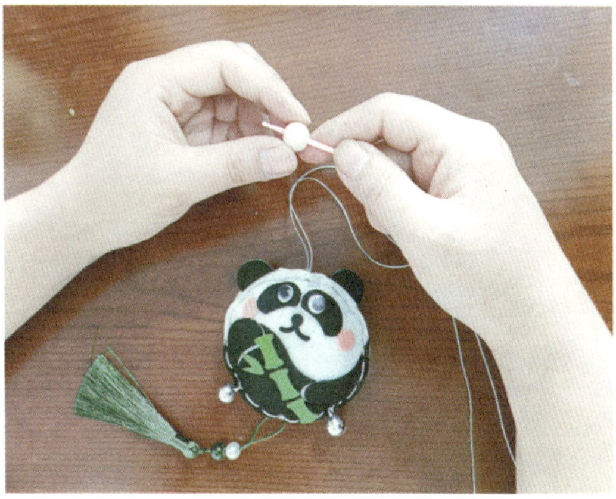

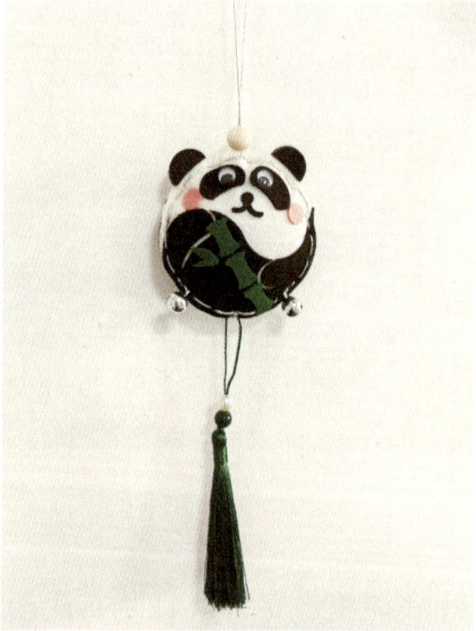

图 69　香囊缝合

任务五　制作中草药香薰蜡烛

1. 选择喜欢的杯子或其他容器作为蜡烛的容器，确保容器是清洁和干燥的。将蜡芯根据容器的高度剪成合适的长度，并用蜡烛制作工具将其固定在容器的底部。

2. 使用温度计测量蜡块的温度，将蜡块放入一个锅或容器中，加热至融化状态。

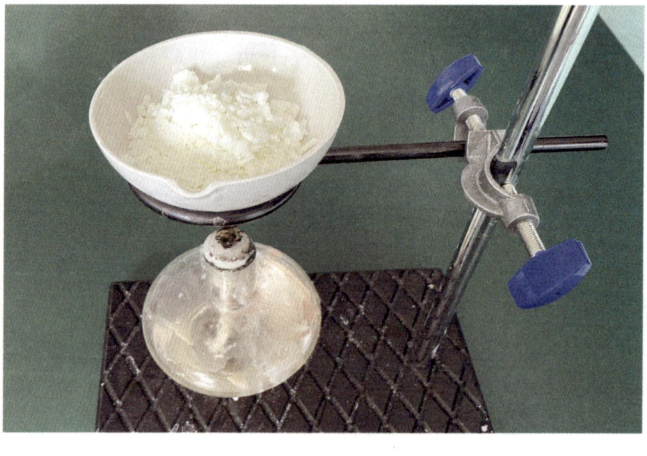

图 70　融化蜡块

3. 在蜡块融化时，加入适量的中草药精油，并用搅拌棒搅拌均匀。注意，不要过量使用精油，以免焟芯燃烧时产生过多烟雾。

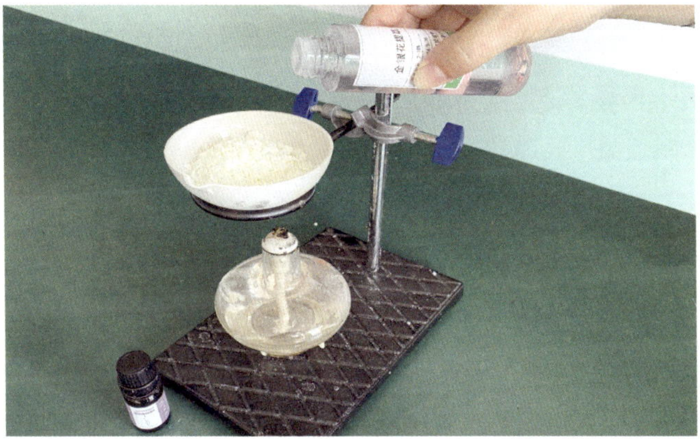

图 71　加入中草药精油

4. 将蜡液倒入准备好的容器中，确保蜡芯保持在中间位置，并等蜡液冷却即可。

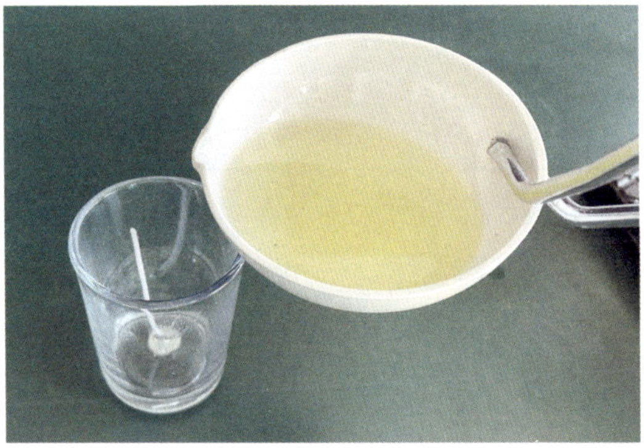

图 72　蜡液倒入容器

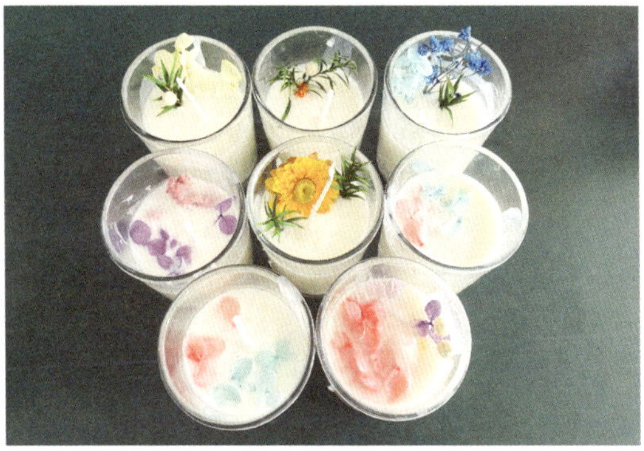

图 73　蜡烛成品

四、反思与交流

1. 各组同学将作品拿到展示区展示，进行集中试用，并评选出优秀作品，由老师颁奖。

2. 各组交流分享自己在制作以及在试用各种本草产品过程中的收获和感受，从中体会劳动人民的智慧。

3. 各组分享自己在组织、宣传、合作过程的经验和心得。

五、劳动评价

请根据活动中的表现和实施效果，完成下面评价表。

评级维度	评价标准	自　评	组　评	师　评
劳动观念	懂得劳动光荣，尊重劳动，活动中尊重他人的劳动成果			
	积极参加“本草手作”活动			
劳动能力	了解制作用的中草药的功效和用途			
	正确使用常用的新形态劳动工具			
	能够说出以上“本草手作”的简易制作流程			
	在小组中提高团队合作能力			
劳动习惯和品质	活动前做好规划和准备			
	活动过程中注意安全			
	在规定的时间内完成相关劳动实践活动			
	自觉自愿、认真负责；爱惜，尊重劳动成果			
	展现出认真细致、有始有终的品质			
劳动精神	规范操作			
	乐于学习			

六、劳动拓展

学习一种新型的本草手作项目并制作出来，进一步弘扬中医药文化，传承中华民族的传统智慧。

项目五▶中医药文化展示：本草风服饰走秀

一、劳动情境

通过亲手设计并制作具有中医药文化特色的服饰，旨在让我们充分发挥创造力，巧妙地将中医药元素融入服饰设计中，让传统文化与现代审美完美结合，展现出独特而迷人的魅力。

二、劳动准备

1. 收集素材　收集相关的本草元素素材，如中药材或本草植物图案、名称及诗文等。

2. 学习设计　学习服饰设计的基础知识，如色彩搭配、款式设计等。

3. 材料及工具　准备制作材料，如布料、线、纽扣等；设计工具，如画笔、剪刀、缝纫机等。

4. 布置场地　布置服装走秀场地，确保活动场地的安全和整洁。

5. 设置奖项　为最具创意和吸引力的作品奖颁发证书。

三、劳动过程

任务一　选择本草元素材料

1. 选择合适的材料，如中药材或本草植物的图案、名称或诗文，本草干花，本草染料，本草拓染布，本草扎染布等，对材料进行整理、分类。

2. 对材料形态和颜色进行提炼和概括，将其转化为设计元素，使作品既具有自然之美，又不失艺术之韵。

任务二　设计制作本草元素服饰

1. 根据精选的本草元素灵感，运用色彩组合、剪裁技巧等专业知识，将本草元素以新颖的方式融入时装设计中，细致绘制出详尽的图纸。

如设计一款以“枸杞”为主题的服饰。整体色调以红色为主，象征着枸杞的鲜艳色彩。在服饰的领口、袖口和裙摆处，绣上枸杞的图案，用精致的线条勾勒出枸杞的形态，使其栩栩如生。还可以在服饰上添加一些小巧的装饰，如用枸杞子做成的小挂件，增添整体的趣味性。亦可配一顶扎有干花装饰的帽子。

2. 精心准备所需的制作材料，按设计图纸将本草元素融入其中，在专业人员的指导下，根据表演者的尺寸进行裁剪和完成制作。

任务三　本草风服饰走秀

举办一场独具特色的时尚秀，穿上自己亲手设计的融入本草元素的时装走秀。以自信的姿态展示出自己的设计佳作，并向在场的观众详细介绍设计理念以及时装中所蕴含的本草元素。

观众对展示作品进行评议和投票，最终根据观众的意见和投票结果，评选出最具创意和吸引力的设计作品。

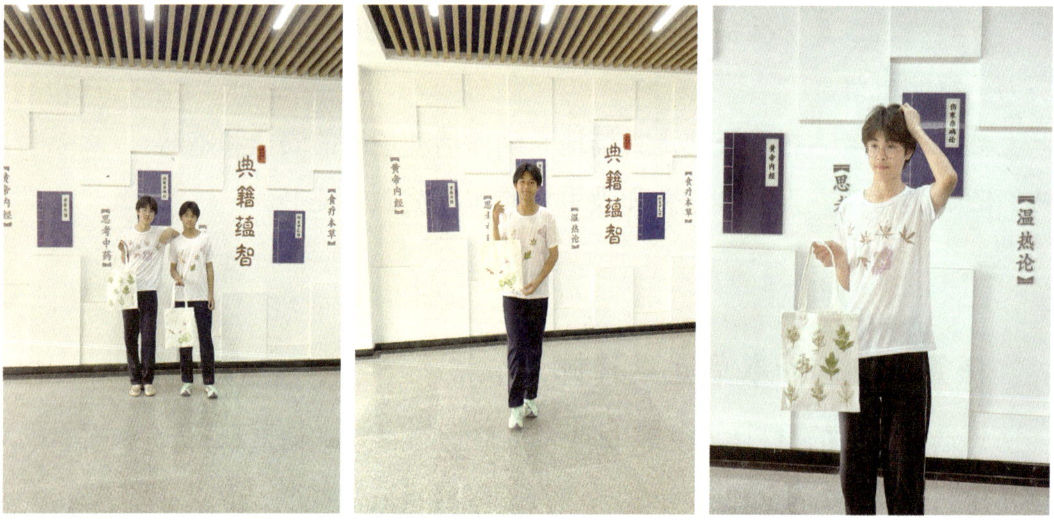

图 74　本草风服饰展示

四、反思与交流

1. 分享自己的经验和感受，与小组成员交流彼此在设计制作和走秀过程中的表现和收获，相互学习，共同进步。

2. 讨论如何将中医药文化更好地融入现代服饰设计中，提出自己的建议和想法。

五、劳动评价

请根据活动中的表现和实施效果，完成下面评价表。

评级维度	评价标准	自　评	组　评	师　评
劳动观念	懂得劳动光荣，尊重劳动，尊重普通劳动者			
	积极参加文化节体验活动			
劳动能力	了解服饰制作的基础知识			
	通过服饰制作活动在劳动实践中培养动手能力			
	在小组中提高团队合作能力			
劳动习惯和品质	在体验前做好规划和准备			
	在体验过程中注意安全			
	在规定的时间内完成相关体验实践活动			
	展现出认真细致、有始有终的品质			
劳动精神	规范操作			
	乐于学习			

六、劳动拓展

拓展 1：研究传统工艺扎染，制作草药染色等产品。

拓展 2：与社区合作开展“本草风服饰走秀”活动。

项目六▶中医药文化展示：中医药历史故事话剧展演

一、劳动情境

随着现代社会的快速发展，中医药文化面临着传承与弘扬的挑战。通过话剧展演的形式，将中医药的历史故事生动地呈现在观众面前，让更多人了解和认识中医药文化，感受中医药文化的魅力，促进其传承与弘扬。

二、劳动准备

1. 话剧准备　根据剧本内容，设计符合历史背景的布景。根据布景设计，制作所需的道具。根据角色设定，定制符合历史背景和角色身份的服装。

2. 发布海报　发布《中医药历史故事小话剧》演出海报。

三、劳动过程

任务一　选定合适剧目与角色分配

1. 分小组深入研究中医药的历史、文献和经典故事，从中筛选出具有代表性、教育性和观赏性的中医药历史故事，确保故事适合改编为小话剧。例如，改编语文课本的《扁鹊见蔡桓公》历史故事。

2. 组员根据选定的故事，编写或改编成适合舞台表演的剧本。

3. 组长先根据剧本内容，设定不同角色，包括主演、配角和群众演员等，再将角色分配给合适的同学。

任务二　编辑剧本与排练

1. 对故事的整体框架、情节发展、角色设置和台词内容进行深入理解，理解角色的定位，角色与其他角色之间的关系，以及他们在整个故事中的作用，编辑出适合舞台演出的剧本。

2. 召开剧本讨论会，共同探讨剧情发展、角色塑造、舞台表现等方面的问题。发现剧本中存在的问题或不足之处，对剧本进行必要的修改和完善，使剧本更加符合演出的需求，更加生动、有趣、引人入胜。

3. 剧本讨论会结束后，将剧本按照场景或情节划分为若干部分，进行分场排练。要熟悉自己所在场次的台词和动作，理解自己在整个剧情中的位置和作用。

4. 在分场排练的过程中，进行角色对戏，熟悉彼此的台词和动作，理解角色的内心世界，把握角色的性格和情感。

5. 在完成分场排练和角色对戏后，要进行场景串联排练，确保整个剧情的连贯性和流畅性。

任务三　舞台布置与预演

1. 根据剧本内容，设计符合中医药历史背景的舞台场景。

2. 根据场景设计，搭建舞台布景。包括背景板、布景板、悬挂物等。确保布景的稳固性和美观性，为参演同学提供合适的表演空间。

3. 调试舞台灯光，根据剧情需要调整光线的亮度和色彩。测试音响设备，确保音效的清晰度和音量适中。

4. 确定参演同学在舞台上的位置、动作路线和互动方式。

任务四　正式演出

1. 确保舞台、座椅、灯光、音响等设备均已按照预演时的要求布置妥当，并检查其工作状态。

2. 参演同学进行最后的化妆、服装检查和心理准备，确保以最佳状态登上舞台。

3. 主持人向观众介绍本次演出的主题、背景和目的，并简要介绍参演同学和剧组成员，演出正式开始。

四、反思与交流

1. 团队成员集体观看展演的录像或照片，回顾整个表演过程。收集观众的意见。团队成员就整个展演的各个环节进行集体讨论，分析优点和不足，找出需要改进的地方。

2. 邀请专业的导演或中医药专家对展演进行点评和指导，提出宝贵的意见和建议。

五、劳动评价

请根据活动中的表现和实施效果，完成下面评价表。

评级维度	评价标准	自　评	组　评	师　评
劳动观念	懂得劳动光荣，尊重劳动，活动中尊重他人的劳动成果			
	积极参加中医药历史故事小话剧的剧本设计			
劳动能力	掌握中医药历史故事等基础知识			
	掌握基本的剧本改写和创作能力			
	掌握话剧表演的基本技巧			
	在小组中提高团队合作能力			
劳动习惯和品质	活动前做好规划和准备			
	活动过程中注意安全			
	在规定的时间内完成彩排等话剧准备工作			
	自觉自愿，认真负责；爱惜、尊重劳动成果			
	展现出认真细致、有始有终的品质			
劳动精神	规范操作			
	乐于学习			

六、劳动拓展

拓展 1：选择其他中医药历史故事，将其改编成小品进行展演。

拓展 2：在社区展演中医药历史故事小话剧“扁鹊见蔡桓公”。

项目七▶中医药文化体验：本草趣玩

一、劳动情境

为了更加深入地了解本草的奥秘和趣味，本次文化节特别设置了“本草趣玩”互动游戏活动。活动分为学成语•猜药谜、草药识别大赛、中草药功效连连看、抓药大赛、五音疗疾五大板块。活动中，参与者不仅可以体验游戏的乐趣，也可以体验中医药的奥秘。

二、劳动准备

1. 场地　设置“本草趣玩”互动游戏体验区，场地宽敞、平坦。

2. 物料准备

（1）收集各种与本草相关的成语、谜语和故事，为“学成语·猜药谜”环节做准备。

（2）整理出常见的中草药样本和图片，供“草药识别大赛”使用。

（3）制作“中草药功效连连看”游戏所需的卡片，每个卡片上标注一种中草药及其功效。

（4）准备“抓药大赛”所需的草药和称量工具，确保安全且易于操作。

（5）准备五音疗疾所需的音响设备和音乐素材，确保音质清晰且符合活动要求。

3. 人员分工　以小组为单位，明确各游戏工作人员的职责和任务，确保游戏的顺利进行。

4. 设置奖项　为表现优秀的小组或个人颁发获奖证书。

5. 宣传推广　以多途径宣传推广，吸引更多的同学前来参加游戏活动。

三、劳动过程

游戏引导：在游戏开始前，每组同学要仔细向前来游玩的同学介绍游戏背景、目标和规则，以便大家更好地参与游戏。

游戏体验：按照游戏设计，依次进行各个环节。参加游玩活动，可以小组为单位进行协作，共同完成任务。

游戏颁奖：在“本草趣玩”互动游戏环节结束后，工作人员将根据个人或小组在各个环节的得分情况进行汇总，并评选出最佳表现奖、最佳协作奖等奖项，为获奖小组颁发奖品和证书。

任务一　学成语 · 猜药谜

1. 活动说明　通过一系列的成语和谜语检验对中医药的了解。这些成语和谜语都与中草药有关，旨在引导大家更深入地了解中医药文化。

2. 游戏规则　本组同学逐一念出与中草药相关的成语或谜语，参与的同学迅速抢答，正确回答出成语或谜语所代表的中草药名称。每答对一题，将获得相应的积分。

成　语	中草药名
四通八达	路路通
举国同庆	合欢
病入膏肓	没药
风平浪静	
天府之宝	
偷梁换柱	

任务二　草药识别大赛

1. 活动说明　在活动现场设置草药展示区，展示各种常见的中草药原植物或干品，如薄荷、车前草、菊花等，通过观察、闻味等方式，识别出草药的名称。

2. 游戏规则　根据抽签顺序，各组依次上台进行草药识别。工作人员将提出与草药相关的问题，各组成员需迅速回答。工作人员将根据各组的草药识别准确性和答题情况，进行打分。评定标准包括识别的准确性、答题的速度和正确性等方面。

任务三　中草药功效连连看

1. 活动说明　中草药功效连连看是一个考验反应速度和记忆力的游戏，这个环节将采用“连连看”的游戏形式，学习中草药的功效。

2. 游戏规则　将写有中草药名称和功效的卡片堆放在一起，在规定的时间内尽可能多地连接组合相匹配的卡片。每连接组合一对，小组将获得相应的积分。工作人员会在旁边解答同学们对于中草药功效的疑问，增加学习的互动性。

任务四　抓药大赛

1. 活动说明　在活动现场设置中药饮片展示区，展示各种常见的中草药饮片，如枸杞、黄芪、当归等，并配有详细的图文解释。参赛队员要模拟中药房的工作，根据医生开具的药方，准确抓取并称量中草药。了解中药的配伍和剂量控制，体验中药房的工作流程。

2. 游戏规则　每个小组会收到一个药方，团队成员需要合作，根据药方上的要求（药方的难度会逐渐增加），在有限的时间内准确抓取并称量出所需的中草药。工作人员会检查药方的准确性，并给予相应的积分。

任务五　五音疗疾

1. 活动说明　五音疗疾是中医药文化中的一种独特疗法，通过听不同的音乐来调节身体和心情。体验五音疗疾的魅力，了解音乐与健康的联系。

2. 游戏规则　仔细听取工作人员简要介绍五音疗疾的概念，即利用宫、商、角、徵、羽五种传统音阶来调理身心，随后在音乐体验区闭目聆听五音疗疾的音频资料，感受音乐带来的舒适和放松。根据自己的身体状况和需求，选择合适的音乐进行聆听或演奏，工作人员根据小组聆听或演奏状况进行打分。

四、反思与交流

1. 回顾本次“本草趣玩”互动游戏的体验过程，分享自己在各个环节中的感受和收获。

2. 与小组成员交流彼此在组织游戏中的表现和经验，相互学习，共同进步。

3. 讨论如何将中医药文化更好地融入日常生活中，提出自己的建议和想法。

五、劳动评价

请根据活动中的表现和实施效果，完成下面评价表。

评级维度	评价标准	自　评	组　评	师　评
劳动观念	懂得劳动光荣，尊重劳动，尊重普通劳动者			
	积极参加文化节体验活动			
劳动能力	了解本次体验活动中中医药的基础知识			
	通过抓药大赛等各环节实践中掌握劳动能力			
	在小组中提高团队合作能力			
劳动习惯和品质	在体验前做好规划和准备			
	在体验过程中注意安全			
	在规定的时间内完成相关体验实践活动			
	展现出认真细致、有始有终的品质			
劳动精神	规范操作			
	乐于学习			

六、劳动拓展

拓展 1：把“本草趣玩”互动游戏搬到社区去举办，让更多的居民深入地了解中医药文化。

拓展 2：与家人一起参与“本草趣玩”互动游戏，让家人亲身参与体验，加深对中医药文化的理解和认识。